石材生产企业职业病危害防治指南

高子清　刘卫东　张洪勇　高世民　编著

U0325748

应 急 管 理 出 版 社

·北　京·

图书在版编目（CIP）数据

石材生产企业职业病危害防治指南/高子清等编著.
--北京：应急管理出版社，2019
ISBN 978 - 7 - 5020 - 6685 - 7

Ⅰ.①石…　Ⅱ.①高…　Ⅲ.①石材企业—职业病—防
治—指南　Ⅳ.①R135 - 62

中国版本图书馆 CIP 数据核字（2019）第 067930 号

石材生产企业职业病危害防治指南

编　　著	高子清　刘卫东　张洪勇　高世民
责任编辑	尹忠昌　曲光宇
编　　辑	梁晓平
责任校对	孔青青
封面设计	罗针盘

出版发行	应急管理出版社（北京市朝阳区芍药居 35 号　100029）
电　　话	010 - 84657898（总编室）　010 - 84657880（读者服务部）
网　　址	www.cciph.com.cn
印　　刷	北京市庆全新光印刷有限公司
经　　销	全国新华书店

开　　本	710mm×1000mm$^1/_{16}$　**印张** 11$^1/_4$　**字数** 141 千字
版　　次	2019 年 4 月第 1 版　2019 年 4 月第 1 次印刷
社内编号	20180383　　　　**定价** 26.00 元

序

石材是最古老的建筑材料，又是最具艺术价值和经济价值的建筑装饰材料。石材的用途非常广泛，原始社会石材就是人类最重要的生活工具之一。现代社会人们把与建筑相关的石料称为建筑石材或石材，通常是以板材、板块、荒料、砌块、异型材、卵石等形式被人们所熟悉和使用。

建筑装饰行业两种最基本的石材是天然石材和人造合成石材。天然石材包括大理石、花岗石、砂岩、石灰石、板石等。人造合成石材是一种人工合成的装饰材料，其是利用天然的石料（粒、粉等）使用黏结剂按照不同的生产工艺加工而成的。根据生产工艺过程的不同，人造合成石材分为聚酯型、硅酸盐型、烧结型和复合型4种类型。

本书中的石材生产企业主要是指从事石材矿山开采、石材加工以及人造合成石材生产的企业。石材生产企业在生产过程中，存在粉尘、毒物、噪声、振动、高温等有害因素，如果不对这些因素加以防治或者对这些因素防治不利，会对劳动者的身体造成伤害，甚至导致职业病发生，如罹患尘肺病、毒物中毒等职业病，因此将这些因素称作职业病危害因素。职业病危害因素导致罹患职业病的风险较大，因此石材生产企业属于职业病危害风险严重的行业。在石材生产过程中必须对存在的职

1

业病危害因素进行全面、准确的认识，并采取相应的有效的防治控制措施，以防止或减少职业病的发生。

我国石材产量、消费量和进出口贸易量均位于世界首位，属于石材工业大国。目前，我国石材生产企业总数量超过了3万家，其中矿山开采企业8000余家，石材加工企业2万余家，石材行业的从业人数已达到500万人，形成了由矿山开采业、加工业、养护业、石材机械制造业和石材流通业等组成的独立行业。

目前，我国石材行业总体上仍处于粗放型发展阶段，大多数生产加工企业是在家庭作坊式个体私营企业的基础上发展起来的，前店后厂式的生产加工企业在我国石材行业中占有相当大的比例。企业间生产加工水平差距较大，很难形成产业集群和规模优势。相当多的企业生产工艺和技术装备落后，在采石、爆破、凿岩、打凿、雕刻、磨光等多个生产环节中采用手工干式作业。由于工作场所多半是半敞开式、敞开式或露天作业，无排风、收尘、防噪等职业病危害防护设施，不利于职业病危害的防治，厂区内外粉尘弥漫，给广大劳动者的身体健康带来了极为严重的影响。

此外，石材行业作为一个劳动密集型的产业，生产加工技术含量低，从业人员文化水平普遍不高。由于没有经过正规的专业培训，也没有系统地学习过专业知识，职业病危害防范意识淡薄。加之大多数企业尤其是小微型企业用工制度不健全，不与作业人员签订劳动合同，企业季节性、临时性组织生产，工作流动性随意性大，为职业病危害防范埋下了严重隐患。

近年来我国职业病危害问题日益凸显，职业病报告病例居高不下，特别是几乎无治愈可能的尘肺病所占比例高达90%。由于石材生产企业职业病危害特别是粉尘危害十分严重，从业人员罹患职业病特别是罹患尘肺病的风险很高，因此必须予以高度重视。

2013年，国家有关职业卫生监督管理部门组织检测机构对全国6个省的20家石材生产企业进行了调研和现场检测。从调研和检测的结果来看，我国石材生产企业职业卫生状况主要存在以下三个方面的问题：

一是工作场所粉尘浓度普遍超过国家职业卫生标准，石材加工岗位总粉尘浓度在 $1.50 \sim 852.00$ mg/m^3 之间，最高超标852.00倍；呼吸性粉尘浓度在 $1.20 \sim 124.33$ mg/m^3 之间，最高超标177.61倍。

二是绝大多数石材生产企业处于"小、散、乱"的生产状态，且多采用干式作业方式，作业现场管理混乱，粉尘四处逸散，没有任何防尘设施，有的甚至没有为接尘作业人员配备合格的防尘口罩。

三是企业负责人、职业卫生管理人员和作业人员普遍没有接受职业卫生培训，职业病危害防治意识薄弱。

由此可见：目前石材生产企业的职业病危害状况十分严重，必须采取严格有效的防范措施加以控制。

为了帮助石材生产企业主要负责人和职业病危害防治管理人员及广大劳动者学习、了解、掌握职业病危害防治的基本知识，提高对职业病危害防治工作的认识，增强防范职业病危害的能力，提高职业病危害防治的管理水平，保护广大劳动者的职业健康，编者结合石材生产企业的实际情况，编写了《石材生产企业职业病危害防治指南》一书，以便为石材生产企业的负责人和管理人员及广大劳动者在防治职业病危害时提供帮助。本书共分4章，编写的主要思路是按照人们认知问题的逻辑思维关系，从介绍石材生产企业存在的职业病危害及其可能导致的职业病开始，循序阐述各个生产环节中所存在的职业病危害及其技术防控措施，进而讲述石材生产企业防控职业病危害的管理方法手段，最后介绍职业病危害个体防护用品的选用原则和使用方法。这种编写程序，有利于提高本书的针对性和实用性，使读者在阅读本书过程中提高对职业病危害防治工作的认识，增强防控职业病危害的技术能力，提升防控职业病危害的管理水平，掌握防范职业病危害个体防护用品的选用方法，从而达到全面提升石材生产企业职业病危害防治能力和水平的目的，减少和降低职业病危害的致病风险，遏制和减少职业病危害事故的发生，保障广大劳动者的职业健康权益。

　　第一章题目石材生产企业职业病危害及可导致的职业病。介绍了石材生产企业在生产过程中存在的主要职业病危害因素，如粉尘、化学毒物（甲醛、苯、甲苯、二甲苯、苯乙烯、甲乙酮）、物理有害因素（噪声、振动、高温），以及这些职业病危害因素可能导致发生的职业病，如尘肺病、甲醛中毒、苯及苯系物中毒、苯乙烯中毒、噪声聋、手臂振动病、中暑。同时，介绍了主要职业病危害的来源途径、危害原理、中毒表现、职业限值、急救措施等。目的是使读者加深对职业病危害的了解，提高对防治职业病危害重要性的认识，增强主动防治职业病危害的自觉性。

　　第二章题目石材生产过程职业病危害及防治措施。介绍了石材生产企业在生产过程中不同生产环节所存在的职业病危害，例如：石材开采中的剥离、分离、翻倒、分割、移位、整形、吊装运输、清渣排废，石材加工中的板材加工、异型加工、雕刻加工（包括荒料切割、背网、黏结、刮胶、补胶、检验、修补、粘边、拼花、切边、对剖、磨光、加工成型、雕刻造型），人造合成石生产中的人造荒料合成、人造板材合成（包括破碎、筛分、配料、搅拌、布料、压制成型）等各个生产环节中存在的粉尘、化学毒物、物理有害因素等各类职业病危害，以及这些职业病危害因素的防治措施。目的是使读者了解各个生产环节中存在和产生的各种职业病危害，掌握对各个生产环节各种职业病危害防治措施，提高防治不同种类职业病危害的技术能力。

第三章题目石材生产企业职业病危害防治管理。介绍了石材生产企业做好职业病危害防治在管理方面应当采取的措施和办法，从职业卫生管理基本要求、建设项目职业病危害防护设施管理、职业病危害告知与警示标识、职业病危害个体防护用品管理、职业健康监护管理、职业卫生其他管理工作等6个方面，对职业病危害防治管理工作提出了系统性、规范性要求，目的是使读者全面了解石材生产企业职业病危害防治的各项管理工作，掌握各项职业病危害防治管理工作的主要内容、基本要求及方法，提高职业卫生管理能力，提升石材生产企业职业病危害防治管理水平。

第四章题目职业病危害个体防护用品及其选用。针对石材生产企业的职业病危害防护特点，从呼吸防护用品及其选用、听力防护用品及其选用、手部与躯干防护用品及其选用等三个方面，系统地介绍了各类职业病危害个体防护用品的基本功能

5

和选用原则，并结合石材生产企业的实际，对防尘口罩过滤元件级别、适用的防尘范围作了详细说明；对防毒过滤元件分类和标色、防护气体类型、使用场所也作了详细说明。目的是使读者通过对职业病危害个体防护用品的全面了解，掌握石材生产企业选用职业病危害个体防护用品的基本原则和正确方法，为正确配备、合理使用个体防护用品奠定基础，提高职业病危害个体防护用品选用水平，保证防护用品的防护效果，提升防护用品的管理水平，进而达到保障劳动者职业健康目的。

针对相当多的石材生产企业特别是大量的中小企业不了解职业病防治法的实际情况，本书最后附加了《中华人民共和国职业病防治法》全文，以利于企业负责人和管理人员及广大劳动者学习了解掌握使用。同时，对与职业病防治有关的其他法规、规章、规范性文件、相关国家标准、职业卫生标准、行业标准，用附录的形式进行列举，便于读者查阅；并将常用职业病危害警示标识和设置地点以列举的形式作了附加，以方便和规范企业的使用。

本书既可作为石材生产企业负责人员、职业卫生管理人员、劳动作业人员，以及职业卫生监督管理部门监管人员的学习用书，又可作为石材生产企业对从业人员进行职业卫生培训的教学用书。

由于编者水平有限，书中难免存在错误、疏漏和不当之处，敬请各位读者和同仁提出宝贵意见。

编　者

2019 年 3 月

目　　录

第一章　石材生产企业职业病危害及可导致的职业病

　　本章主要介绍石材企业在生产过程中存在的主要职业病危害，以及这些职业病危害对劳动者可能造成的职业伤害，以此引起广大读者对石材生产企业职业病危害的重视，提高防范职业病危害的意识。石材企业生产过程主要存在矿物粉尘、化学毒物（如甲醛、苯系物、苯乙烯）、物理有害因素（如噪声、振动和高温）等职业病危害因素，长期接触这些职业病危害因素，很有可能导致作业人员罹患尘肺病、化学毒物中毒、职业性耳聋、手臂振动病等职业性疾病。本章共分三节：主要介绍了粉尘危害及其可导致的职业病，化学有害因素及其可导致的职业病，以及物理有害因素及其可导致的职业病。

　　职业病危害是指对从事职业活动的劳动者可能导致职业病的各种危害。职业病危害因素包括：职业活动中存在的各种有害的化学、物理、生物因素，以及在作业过程中产生的其他职业有害因素。

第一节　粉尘危害及其可导致的职业病

　　本节主要介绍石材生产粉尘的来源，石材生产粉尘的危害，矽肺的临床表现与治疗，以及石材生产粉尘的接触限值等内容。介绍了粉尘的致病

1

机理、粉尘的分类及粉尘浓度的测定方法。

一、石材生产粉尘的来源

粉尘是指悬浮在空气中的固体微粒。在生产过程中形成的，并能长时

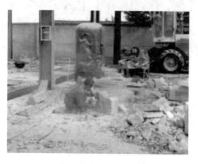

间悬浮在空气中的固体颗粒，称为生产性粉尘。国际标准化组织规定，粒径小于 75 μm 的固体悬浮物定义为粉尘。

在石材生产企业，粉尘的来源十分广泛，如矿山开采过程中的分离、整形，石材加工过程中的切、磨、锯、割等环节都会不同程度地产生粉尘，

图 1-1　雕刻作业

如图 1-1 至图 1-3 所示。

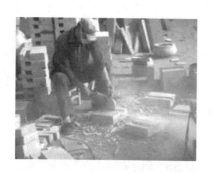

图 1-2　切割作业

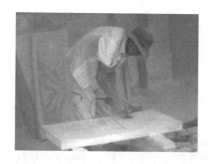

图 1-3　打磨作业

二、石材生产粉尘的危害

粉尘对人体是有害的，特别是对呼吸系统的影响尤其严重。

（一）粉尘对身体的危害

在生产环境中长期吸入生产性无机粉尘，很可能会罹患以肺组织纤维化改变为主的疾病——尘肺病。一旦发生尘肺，则肺部的纤维化将不可逆转，会对身体造成终生伤害，因此必须予以高度重视。粉尘也能引发呼吸系统炎症，当粉尘作为异物进入人体后，人体本能的排异反应，在粉尘沉积的部位会聚集大量的巨噬细胞，导致炎性反应，引起粉尘性支气管炎、肺炎、鼻炎和支气管哮喘等疾病。职业病调查结果表明，粉尘作业人员慢性支气管炎等呼吸道疾病发病率增加。皮肤长期接触粉尘也可引起粉刺、毛囊炎、脓皮病等。

某些粉尘含有人类致癌物，含有这些物质的粉尘可以引起呼吸或者其他系统肿瘤。例如：1997年国际癌症研究中心（IARC）的专题研究小组通过总结当时已发表的游离二氧化硅粉尘研究成果，认为可以将游离二氧化硅确定为人类肯定致癌物。

（二）石材粉尘的致病机理

在石材生产过程中，最严重的职业病危害因素就是粉尘。石材生产粉尘具有多种物理化学性质。理化性质不同，对作业人员造成的危害程度不同，发生致病作用的潜伏期也不相同。石材生产粉尘的化学成分和浓度决定了对作业人员造成危害的性质和严重程度。粉尘浓度越高，接触时间越长，对作业人员造成的危害越严重。例如：石材生产粉尘中游离二氧化硅含量越高，危害性就越大，病变进程也就越快。外形尖锐的石材生产尘粒可能引起呼吸道黏膜的机械性损伤，如某些类型的石棉纤维粉尘直而硬，进入呼吸道后可穿透肺组织，达到胸膜，导致肺和胸膜损伤。

（1）大理石类石材（包括石灰石、某些玉石、部分砂石等）在开采和加工过程中产生的矿物粉尘，对作业人员呼吸道具有刺激性，长时间接

3

触会引起慢性气管炎，长期吸入会导致作业人员罹患尘肺病。

（2）花岗石类石材（包括部分砂石，某些石英质超硬石材，一些宝石、半宝石等）在开采和加工过程中所产生的粉尘含有较高的结晶二氧化硅成分，如果防范不到位，极易导致作业人员罹患矽肺病。

（3）其他一些石材，如蛇纹石，可能含有石棉，开采和加工此类石材时不仅会产生粉尘，而且会释放出石棉，石棉纤维是一种公认的致癌物质。

（三）尘肺病的发病特点

尘肺病的发展是一个慢性过程，一般在持续吸入无机粉尘 5～10 年发病，有的长达 20 年以上；但如果持续吸入高浓度游离二氧化硅粉尘，1～2 年即可发病，有的甚至几个月就能发病。据统计，尘肺病占我国职业病总人数的 90% 左右。尘肺病的发生和发展与从事接触粉尘作业的工龄，粉尘的种类、浓度、防护措施，以及个体差异等有关。尘肺病主要分为壹期尘肺、贰期尘肺、叁期尘肺和叁期尘肺合并肺结核等 4 种类型，如图 1-4 至图 1-7 所示。

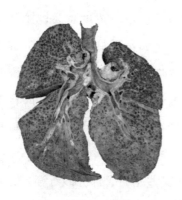

图 1-4　壹期尘肺

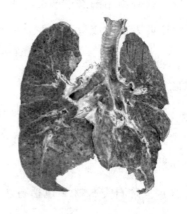

图 1-5　贰期尘肺

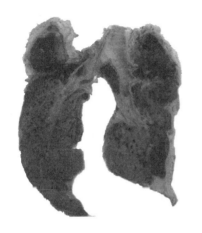
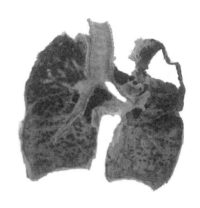

图 1-6　叁期尘肺　　　　　　图 1-7　叁期尘肺合并肺结核

三、矽肺的临床表现与治疗

　　根据各省、市职业病防治机构多年研究的数据表明，石材生产企业作业人员长期接触不同工艺阶段的生产性粉尘均可导致尘肺病的发生，但以矽肺为主。根据石材生产企业产生的粉尘特性，在此主要对矽肺的相关知识进行介绍。

　　矽肺是最早描述的尘肺，是由于生产过程中长期吸入大量含游离二氧化硅的粉尘所引起的以肺组织纤维化改变为主的肺部疾病。矽肺为进行性疾病，即使停止接触矽尘，病变仍可继续发展。

　　（一）矽肺临床表现

　　矽肺是石材生产企业常见的尘肺病，有慢性矽肺、急性矽肺和介于两者之间的加速性矽肺三种形式，临床以慢性矽肺最为常见。矽肺患者病程，早期往往无症状或症状不明显，即使 X 射线胸片上已有较明显的征象，仍可无症状表现，仅在定期体检或因其他原因作胸部摄片时才被发现；此时肺部已有典型矽结节改变，甚至已达到Ⅱ期矽肺的程度。随着病情进展或有并发症，可出现不同程度的症状，症状轻重与肺内病变程度往往不完全平行。Ⅲ期矽肺由于大块纤维化使肺组织收缩，导致支气管移位和叩诊浊音。矽肺患者常因并发严重肺结核、自发性气胸和呼吸衰竭而死亡。矽肺主要有以下临床表现：

（1）呼吸困难。逐渐出现缓慢进展的呼吸困难，以活动后为甚。首先病人在用力时出现出气不畅症状或胸部有压迫感，在休息时很少有类似症状；此类症状多半是由肺组织纤维化特别是合并肺气肿所致，也可由合并感染引起；气急的存在和严重程度与肺功能损害的程度以及X射线表现不一定平行；晚期患者呼吸困难极为严重，轻微活动甚至休息时也感气短，不能平卧。

（2）咳嗽、咳痰。有吸烟史者，可伴有咳嗽、咳痰等支气管炎症状。咳嗽主要发生在早晨，有时日夜间断发生，后期常有持续性的阵咳，可能是由于气管和支气管内神经受矽结节块的刺激所致。无痰，或仅有少量黏痰，在继发感染时可出现脓性痰，咳嗽加重。单纯性矽肺咯血者少见。一般无哮鸣，除非合并有慢性支气管炎或过敏性哮喘。

（3）咯血。偶有咯血，一般为痰中带血丝，合并结核和支气管扩张时，会反复咯血，甚至大量咯血。

（4）胸闷、胸痛。多为前胸中上部针刺样疼痛，或持续性隐痛，常在阴雨天或气候变化时出现，与呼吸、运动、体位无关。

（5）全身损害状况。不明显，除非合并肺结核或有充血性心力衰竭，休息时有气急者应怀疑伴有严重肺气肿或肺外疾病的可能。除呼吸道症状外，晚期矽肺患者常有食欲减退、体力衰弱、体重下降、盗汗等症状。

（6）体征状况。早期矽肺多无体征，晚期患者可出现慢性阻塞性肺部疾病的体征。如桶状胸，肺部叩诊呈过清音，听诊呼气音延长，呼吸音减弱等，合并感染时两肺可听到干湿啰音，晚期合并肺心病心力衰竭时可见到一系列相应体征。

（二）矽肺的治疗

多年来国内外为防治矽肺做了大量研究工作，迄今为止，对矽肺尚缺乏可靠有效的疗法。目前，矽肺与其他类型尘肺病均无特效治疗药物，尚无根治办法，只能是对症治疗。建议治疗药物：如克矽平、矽肺宁、柠檬酸铝、汉防己甲素、磷酸羟基哌喹、磷酸哌哇等。克矽平、磷酸羟基哌喹等药物（抗纤维化治疗）可以在一定程度上减轻症状、延缓病情进展，但长期效果有待观察。寻求安全、有效的尘肺病治疗方法成为当今职业病防治的重要课题。

另外，在治疗原发病的基础上还需要积极预防和治疗肺结核、肺内感染等并发症，及时将患者调离粉尘作业岗位，脱离粉尘工作环境，控制病情进展，提高病人生活质量，延长病人寿命。

近年来，国内部分省、市职业病防治机构采用针灸、中药联合呼吸功能训练和有氧训练的综合疗法治疗尘肺病取得了值得肯定的效果。

大容量全肺灌洗术是目前治疗尘肺病的一种探索性技术，如图 1 - 8

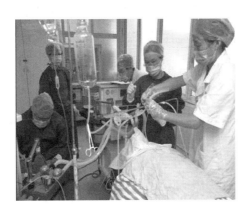

图 1-8　大容量全肺灌洗术治疗

所示。该技术可以直接清除长期滞留于尘肺病患者的细支气管和肺泡腔内的粉尘以及已吞噬粉尘并能分泌多种成纤维细胞生长因子的巨噬细胞，以减轻和延缓肺纤维化的进展，改善呼吸功能。但由于全肺灌洗术操作条件严格，技术要求高，而且还存在操作禁忌人群，故该方法目前只有少数职业病医院开展。

四、石材生产粉尘的接触限值

为了保护劳动者的身体健康，国家规定了从业人员在职业活动中接触职业病危害的限制量值，具体含义是指劳动者在职业活动过程中长期反复接触对机体不引起急性或慢性有害健康影响的容许接触水平，并以国家职业卫生标准予以发布。《工作场所有害因素职业接触限值　第 1 部分：化学有害因素》（GBZ 2.1—2007）规定了粉尘的职业接触限值，包括时间加权平均容许浓度（PC-TWA）和超限倍数。

（一）粉尘分类

粉尘分类方式方法有很多种，本书主要介绍工作场所有害因素职业接触限值中经常用到的分类方法，即将粉尘分为总粉尘和呼吸性粉尘。

（1）总粉尘是指可进入整个呼吸道（鼻、咽和喉、胸腔支气管、细支气管和肺泡）的粉尘，简称总尘。也就是用直径为 40 mm 的滤膜，按照标准粉尘测定方法采样所得到的粉尘。

（2）呼吸性粉尘是指能够到达呼吸道深部和肺泡区，并进入气体交换区域的粉尘，简称呼尘。也就是按照呼吸性粉尘标准测定方法所采集的可进入肺泡的粉尘粒子，其空气动力学直径均在 7.07 μm 以下，空气动力学直径为 5 μm 的粉尘粒子的采样效率为 50%。

（二）粉尘浓度

1. 时间加权平均浓度

时间加权平均浓度(Time Weighted Average,TWA)或称时量平均浓度。

TWA是作业场所空气中有害物质8 h时间加权平均浓度,是一个实际测量值。时间加权平均浓度值是评价工作场所环境卫生状况和作业人员实际接触水平的重要参数。

TWA的计算方法:在8 h内,定时取数,然后求平均值,考虑到结果的有效性和实用性,规定采样间隔的时间不大于15 min,然后将所有的结果相加求平均值,该值即8 h TWA值。

时间加权平均浓度是根据《工作场所空气中粉尘测定　第1部分:总粉尘浓度》(GBZ/T 192.1—2007)和《工作场所空气中粉尘测定　第2部分:呼吸性粉尘浓度》(GBZ/T 192.2—2007)等职业卫生标准进行测定的。

定点检测是测定时间加权平均浓度的一种常用方法,要求采集一个工作日内某一工作地点各时段的样品,按各时段的持续接触时间与其相应浓度乘积之和除以8,得出8 h工作日的时间加权平均浓度。定点检测除了反映个体接触水平,也适用于评价工作场所环境的卫生状况。定点检测可按下式计算出时间加权平均浓度:

$$C_{TWA} = \frac{C_1 T_1 + C_2 T_2 + \cdots + C_n T_n}{8} \qquad (1-1)$$

式中　　　C_{TWA}——8 h工作日接触有害因素的时间加权平均浓度,mg/m³;

　　　　　8——每个工作日的工作时间(工作时间不足8 h者,仍以8 h计),h;

$C_1, C_2, \cdots, C_n$——$T_1, T_2, \cdots, T_n$时间段接触的相应浓度;

$T_1, T_2, \cdots, T_n$——$C_1, C_2, \cdots, C_n$浓度下相应的持续接触时间。

表1-1所列为石材加工企业主要产尘岗位和接害人员,供选择测点时参考。

表1-1　石材加工企业主要产尘岗位和接害人员

企业类别	主要产尘岗位	接害人员
石材加工企业	荒料切割	岗位作业人员、巡检人员
	板材切割	岗位作业人员、巡检人员
	板材的定厚	岗位作业人员
	板材研磨、抛光	岗位作业人员
	板材深加工	岗位作业人员
	石材雕刻、研磨、抛光	岗位作业人员

2. 时间加权平均容许浓度

时间加权平均容许浓度（Permissible Concentration – Time Weighted Average，PC – TWA）是以时间为权数规定的 8 h 工作日、40 h 工作周的平均容许接触浓度，是职业接触限值指标。

石材生产企业工作场所空气中生产性粉尘容许浓度见表 1 – 2。

表1-2　石材生产企业工作场所空气中生产性粉尘容许浓度

序号	粉尘名称		PC – TWA/（mg·m⁻³）		备注
			总粉尘	呼吸性粉尘	
1	大理石粉尘		8	4	—
2	石灰石粉尘		8	4	—
3	石棉（石棉含量＞10%）	粉尘	0.8	—	—
		纤维	0.8 f/mL		G1
4	矽尘	10%≤游离 SiO₂ 含量≤50%	1	0.7	G1（结晶型）
		50%＜游离 SiO₂ 含量≤80%	0.7	0.3	
		游离 SiO₂ 含量＞80%	0.5	0.2	
5	其他粉尘		8	—	—

注：1. 其他粉尘是指游离 SiO₂ 低于 10%，不含石棉和有毒物质，而尚未制定容许浓度的粉尘。

　　2. 表中列出的各种粉尘，凡游离 SiO₂ 高于 10% 者，均按矽尘容许浓度对待。

　　3. G1 为确认人类致癌物。

示例：以定点检测的方法测得打磨大理石板材岗位的总粉尘浓度为 20 mg/m³，接触 2 h；30 mg/m³，接触 3 h；40 mg/m³，接触 3 h。代入式（1 - 1），得 $C_{TWA} = (20 \times 2 + 30 \times 3 + 40 \times 3) \div 8 = 31.25$ mg/m³，此结果 > 8 mg/m³（假设其游离 SiO₂ 含量低于 10%），表明该岗位大理石总粉尘时间加权平均浓度超过国家规定的标准。

（三）超限倍数

短时间接触容许浓度（PC - STEL）是指在遵守 PC - TWA 前提下容许短时间（15 min）接触的浓度。

超限倍数是指对未制定 PC - STEL 的化学有害因素，在符合 8 h 时间加权平均容许浓度的情况下，任何一次短时间（15 min）接触的浓度均不应超过的 PC - TWA 的倍数值。

对于粉尘，尚未制定 PC - STEL，即使其 8 h TWA 没有超过 PC - TWA，也应控制其上限。通常采用超限倍数来控制粉尘的短时间接触水平的过高波动，超限倍数对应的浓度是 PC - STEL。

《工作场所有害因素职业接触限值　第 1 部分：化学有害因素》（GBZ 2.1—2007）规定，在符合 PC - TWA 的前提下，粉尘的超标倍数是 PC - TWA 的 2 倍。

示例：大理石尘的 PC - TWA 为 8 mg/m³（总粉尘）和 4 mg/m³（呼吸性粉尘）（假设其游离 SiO₂ 含量低于 10%），其超限倍数为 2。测得总粉尘和呼吸性粉尘的短时间（15 min）接触浓度分别为 20 mg/m³ 和 15 mg/m³，分别是 PC - TWA 的 2.5 倍和 3.75 倍，超限倍数均 > 2，故不符合超限倍数要求。

五、粉尘的现场监测

粉尘现场监测的目的是掌握工作场所中粉尘的性质、浓度及其在时间上和空间上的分布情况，为粉尘的危害定性、定量评价，以及采取防护措施提供科学依据。

（一）粉尘的采样

粉尘的采样包括定点采样和个体采样。采样点是指根据监测工作需要和工作场所状况，所选定的具有代表性的空气样品采集地点。定点采样是指将空气收集器放置在采样点作业人员的呼吸带附近进行采样。个体采样是指将空气收集器佩戴在采样对象的前胸上部，其进气口尽量接近呼吸带所进行的采样。

1. 定点采样

采样点的选择，决定了能否准确监测到作业人员实际接触粉尘的浓度情况，是准确评价现场达标与否的重要步骤。采样点的选择要具有代表性，应当包括粉尘浓度最高、作业人员接触时间最长的地点。在不影响操作的情况下，采样点应当尽可能靠近作业人员，空气收集器应尽量接近作业人员工作时的呼吸带。采样点应设在工作地点的下风向，远离排气口和可能产生涡流的地点。

2. 个体采样

采样对象是接触和可能接触粉尘的作业人员，必须包括不同工作岗位的、接触粉尘浓度最高和接触时间最长的人员。

（二）采样时段和监测频率

采样时段是指在一个监测周期（如工作日、周或年）中，选定的采样时刻。采样时段应选择在粉尘浓度最高的月份、最高的时段采样。一般粉尘监测应每月一次，如果生产是连续的，粉尘浓度保持稳定，在任何一天监测均可；如果生产是间断的，应选择粉尘浓度最高的工作日进行监测。

（三）采样时间

采样时间是指每次采样从开始到结束所持续的时间。短时间采样是指采样时间一般不超过 15 min 的采样。长时间采样是指采样时间一般在 1 h

以上的采样。粉尘监测最好是监测整个工作班，如果不可行，可以在整个工作班里进行分段采样，每次最好持续 1 h 以上。

（四）粉尘监测项目

依据粉尘的特性和危害特点，目前企业工作场所粉尘测定主要是粉尘浓度测定、粉尘分散度测定和游离二氧化硅含量测定。

1. 粉尘浓度测定

粉尘浓度是反映工作场所粉尘危害的主要指标，是判断工作场所是否达标的主要参数。粉尘浓度测定分为总粉尘和呼吸性粉尘两类。

（1）总粉尘浓度测定。总粉尘测定的仪器、样品的采集、样品的运输和保存、样品的称量等要求，按照《工作场所空气中粉尘测定　第 1 部分：总粉尘浓度》（GBZ/T 192.1—2007）的规定执行。

（2）呼吸性粉尘浓度测定。呼吸性粉尘测定的仪器、样品的采集、样品的运输和保存、样品的称量等要求，按照《工作场所空气中粉尘测定　第 2 部分：呼吸性粉尘浓度》（GBZ/T 192.2—2007）的规定执行。

总粉尘和呼吸性粉尘浓度测定的基本方法均为滤膜采样法。具体操作方法如下：使用符合标准技术条件的采样器抽取一定体积的含尘空气，将粉尘阻留在已知质量的滤膜上，由采样后滤膜的增重和采样空气量求出单位体积空气中粉尘的质量。

总粉尘和呼吸性粉尘浓度的计算式为

$$C = \frac{m_2 - m_1}{Vt} \times 1000 \qquad (1-2)$$

式中　　C——空气中总粉尘（或呼吸性粉尘）的浓度数值，mg/m³；

　　　　m_2——采样后的滤膜质量数值，mg；

　　　　m_1——采样前的滤膜质量数值，mg；

　　　　V——采样流量数值，L/min；

t——采样时间数值，min。

总粉尘和呼吸性粉尘的时间加权平均浓度按式（1－1）计算。

2. 粉尘分散度测定

粉尘分散度是指粉尘的粒度或粉尘粒径的频率分布。粉尘粒子分散度越高，其在空气中飘浮的时间越长，沉降速度越慢，被人体吸入的概率就越大，对人体的危害也就越大。

粉尘分散度的测定方法为滤膜溶解涂片法和自然沉降法。具体操作依据《工作场所空气中粉尘测定 第3部分：粉尘分散度》（GBZ/T 192.3—2007）的规定进行。

3. 粉尘中游离二氧化硅含量测定

粉尘中游离二氧化硅含量是危害人体健康的决定因素，其含量越高，危害越大，因此各国在制定职业卫生标准时都考虑到游离二氧化硅的含量。矿山的页岩、砂岩和石灰石中游离二氧化硅的含量通常在20% ～ 50%之间，煤尘中游离二氧化硅的含量一般不超过5%。

粉尘中游离二氧化硅含量的测定方法依据《工作场所空气中粉尘测定 第4部分：游离二氧化硅含量》（GBZ/T 192.4—2007）的规定进行。

第二节　化学有害因素及其可导致的职业病

本节主要介绍石材生产企业存在的化学毒物及其可导致的职业病，重点介绍了甲醛、苯系物及苯乙烯的来源和中毒原理、临床表现、接触限值以及急救措施。

石材生产企业存在的化学毒物主要来源于石材加工、人造合成石材生产过程中使用的胶粘剂、引发剂、防护剂、助剂。如不饱和聚酯树脂、环氧树脂、聚氨酯等各种胶粘剂和过氧化甲乙酮、钴水等各种引发剂。对从业人员身体造成危害的气体主要是由各种胶粘剂、引发剂、防护剂、助剂等散发出来的甲醛、苯、甲苯、二甲苯、苯乙烯、甲乙酮等。石材生产企业工作场所存在的化学毒物往往是以上几种化学物质的混合物。

一、甲醛

（一）甲醛的来源和中毒原理

甲醛已经被世界卫生组织确定为致癌和致畸形物质之一，是公认的变态反应源，也是潜在的强致突变物之一。

甲醛主要来源于石材加工企业使用的含醛类树脂胶粘剂。主要存在于背网、黏结、刮胶、补胶、检验修补、再加工中的粘边、拼花等岗位。

甲醛易经呼吸道和消化道吸收，经皮吸收微量。对皮肤和黏膜有强烈的刺激作用，反复接触甲醛溶液可引起变态反应性皮炎。大量口服甲醛可出现中毒。甲醛可导致鼻腔和鼻咽癌发生率增高。

（二）甲醛中毒的临床表现

甲醛中毒的临床表现见表 1 – 3。

表 1 – 3 甲醛中毒的临床表现

分 级	临 床 表 现
刺激反应	眼刺痛、流泪、咽痛、胸闷、咳嗽等，胸部听诊及胸部 X 射线无异常发现
轻度中毒	有视物模糊、头晕、头痛、乏力等全身症状，胸部 X 射线检查除出现肺纹理增强外，无重要阳性发现
中度中毒	持续咳嗽、声音嘶哑、胸痛、呼吸困难，胸部 X 射线检查有散在的点片状或斑片状阴影
重度中毒	喉头水肿及窒息、肺水肿、昏迷、休克等症状

（三）甲醛的测定方法及接触限值

1. 测定方法

甲醛的测定可以参考《工作场所空气有毒物质测定　脂肪族醛类化合物》（GBZ 160.54—2007）中给出的酚试剂分光光度法进行。

2. 接触限值

最高容许浓度（MAC）是指在一个工作日内，工作地点任何时间有毒化学物质均不应超过的浓度。甲醛的最高容许浓度为 0.5 mg/m³。

（四）甲醛中毒的急救措施

甲醛中毒的急救措施：

（1）使中毒者立即脱离现场，并及时脱去其被污染的衣物，对受污染的皮肤使用大量的清水彻底冲洗，再使用肥皂水或 2% 碳酸氢钠溶液清洗；若不小心溅入眼内，须立即使用大量的清水冲洗。

（2）出现上呼吸道刺激反应者至少观察 48 h，避免活动后加重病情。

（3）对接触高浓度甲醛者可给予 0.1% 淡氨水吸入。

（4）早期、足量、短程使用糖皮质激素，可以有效地防止喉水肿、肺水肿。

（5）保持呼吸道通畅。给予支气管解痉剂、去泡沫剂，必要时进行气管切开术。

（6）合理氧疗。

（7）对症处理，预防感染，防治并发症。

（五）甲醛中毒的预防措施

甲醛中毒的预防措施：

（1）使用不含醛类的树脂胶粘剂。

（2）含甲醛的产品在使用过程中应机械化、密闭化，并应加强通风和局部排风。

（3）定期监测工作场所空气中甲醛的浓度，作业人员应注意个体防护和个人卫生，严防皮肤直接接触，配备合格有效的防毒面具等。

二、苯系物

（一）苯系物的来源和中毒原理

苯系物主要来自于石材防护剂中的各种有机溶剂，苯系物是一个系列物质，包括苯、甲苯、二甲苯。

苯系物可以损害骨髓，使红细胞、白细胞、血小板数量减少，并使染色体畸变，从而导致白血病，甚至出现再生障碍性贫血。

（二）苯系物中毒的临床表现

人在短时间内吸入高浓度苯系物，可出现中枢神经系统麻醉症状，轻者头晕、头痛、恶心、胸闷、乏力、意识模糊，严重者可致昏迷以及呼吸和循环衰竭而死亡。长期接触一定浓度的苯系物则会引起慢性中毒，可出现头痛、失眠、精神萎靡、记忆力减退等神经衰弱症状。

特别注意：长期吸入苯系物会侵害人的神经系统，急性中毒会产生神经痉挛甚至昏迷、死亡；在白血病患者中，有很大一部分人与苯及其有机制品有接触史。

（三）苯系物的测定方法及接触限值

1. 测定方法

苯系物的测定参考《工作场所空气有毒物质测定　芳香烃类化合物》（GBZ/T 160.42—2007）给出的方法进行。

2. 接触限值

苯系物的职业接触限值见表 1 - 4。

表1-4 苯系物的职业接触限值

序号	名 称	化学文摘号	职业接触限值/(mg·m⁻³)			备 注
			MAC	PC-TWA	PC-STEL	
1	苯	71-43-2		6	10	皮，G1
2	甲苯	108-88-3		50	100	皮
3	二甲苯 （全部异构体）	1330-20-7， 95-47-6， 108-38-3		50	100	—

注：1. 皮表示可经完整的皮肤吸收。

2. G1 为确认人类致癌物。

（四）苯系物中毒的急救措施

苯系物中毒的急救措施：

（1）使中毒者立即脱离中毒现场，并将其移至空气新鲜、环境安静之处，换去被污染的衣服。

（2）迅速给予吸氧，保持呼吸道通畅。

（3）给予精神安慰，克服紧张情绪，保证患者绝对卧床休息，防止过分躁动。

（4）误服者应及时使用0.5%活性炭悬液、1%~5%碳酸氢钠液交替洗胃，然后用25~30 g硫酸钠导泻（忌用植物油）。

（5）若不小心溅入眼内，应立即用清水彻底冲洗。

（6）苯中毒无特效解毒剂，可用葡萄糖醛酸酯钠（肝泰乐）0.4 g，加入葡萄糖液中静点；还原型谷胱甘肽（古拉定）0.6 g，加入壶内滴入，每日1~2次；维生素C也有解毒作用，可用1 g加入50%的葡萄糖注射液40 mL中静脉推注，或2~3 g加入10%葡萄糖注射液500 mL中静脉滴注，每日1~2次。

（7）密切观察呼吸、心跳、瞳孔、眼底变化及液体出入量、肝肾功

18

能、心电图、X 射线胸片等，及时根据病情变化给予处理。

（五）苯系物中毒的预防措施

苯系物中毒的预防措施：

（1）以无苯或低苯溶剂取代含苯溶剂，如采用水溶性溶剂或采用含甲苯、二甲苯的有机溶剂替代含苯有机溶剂等。

（2）生产过程中做到密闭化、自动化和程序化，加强厂房的通风换气，安装局部抽风排毒设施并定期维修。

（3）定期监测工作场所空气中苯系物的浓度，作业人员应加强个人防护，配备合格有效的防毒面具。

三、苯乙烯

（一）苯乙烯的来源和中毒原理

苯乙烯主要来源于人工合成石材中使用的胶粘剂不饱和聚酯树脂，不饱和聚酯树脂在固化过程中会释放出苯乙烯等有害气体。主要存在于人造合成石材生产企业的配料和加热固化岗位等。

苯乙烯对眼和上呼吸道黏膜有刺激和麻醉作用，长期接触能引起阻塞性肺部病变。

（二）苯乙烯中毒的临床表现

苯乙烯浓度高时，立即会对眼睛及上呼吸道黏膜产生刺激，出现眼痛、流泪、流涕、喷嚏、咽痛、咳嗽，继之头痛、头晕、恶心、呕吐、全身乏力；严重者可导致眩晕、步态蹒跚。慢性影响有头痛、乏力、恶心、食欲减退、腹胀、忧郁、健忘、指颤等症状。

（三）苯乙烯的测定方法及接触限值

1. 测定方法

苯乙烯的测定方法同苯系物的测定方法。

2. 接触限值

时间加权平均容许浓度（PC‐TWA）：50 mg/m³。

短时间接触容许浓度（PC‐STEL）：100 mg/m³。

（四）苯乙烯中毒的急救措施

苯乙烯中毒的急救措施：

（1）皮肤接触时，要脱去中毒者被污染的衣服，用肥皂水和清水彻底冲洗皮肤。

（2）眼睛接触时，要立即提起眼睑，用大量流动清水或生理盐水彻底冲洗至少 15 min；尽快就医。

（3）吸入时，要迅速脱离现场至空气新鲜处，保持呼吸道通畅。如呼吸困难，给输氧，如呼吸停止，立即进行人工呼吸；尽快就医。

（4）食入时，要饮够足量温水，催吐；尽快就医。

（五）苯乙烯中毒的预防措施

苯乙烯中毒的预防措施：

（1）采用不含有毒物质的胶粘剂。

（2）生产过程中做到密闭化、自动化和程序化，加强厂房的通风换气，安装局部抽风排毒设施并定期维修。

（3）作业人员应加强个人防护，配备合格有效的防毒面具等。

四、其他化学物质

在人造合成石材的生产中，配料环节还会用到固化剂（如甲乙酮）和促进剂（如钴水）等，甲乙酮对眼、鼻、喉、黏膜有刺激性，长期接触可致皮炎。有些企业使用丙烯酸改性树脂作为胶粘剂，皮肤接触可导致皮肤刺激不适和发疹；眼睛接触可导致眼睛刺激不适，流泪或视线模糊；呼入此物品会刺激上呼吸道、可导致咳嗽与不适，或不舒服症状，如恶心、头痛或虚弱；食入此物品可导致特定不舒服症状，如恶心、头痛或虚弱等。企业应加强此方面的防护。

第三节 物理有害因素及其可导致的职业病

本节主要介绍石材生产企业存在的物理有害因素及其可导致的职业病，重点介绍了噪声、振动和高温等危害因素的来源、危害原理、危害后果、接触限值以及预防措施。

石材生产企业工作场所存在的物理有害因素主要有噪声、振动和高温。

一、噪声

从职业卫生角度来讲，噪声是指一切有损听力、有害健康的声音。生产性噪声是指在生产过程中产生的噪声，一般具有强度高、持续暴露时间长等特点。

（一）噪声的来源及分类

1. 来源

石材生产企业的噪声主要是空气动力噪声和机械性噪声，主要来源有电动机的运转声，通风机吸气排气声，石材的凿、锯、割、切、磨、削等声音。

2. 分类

在生产过程中，由于机器转动、气体排放、工件撞击与摩擦等所产生的噪声，称为生产性噪声。生产性噪声一般声级比较高，且多为中高频噪声，常与振动等不良因素联合作用于人体，使其危害更大。

1）按声源特点分类

按声源特点，生产性噪声分为空气动力性噪声、机械性噪声和电磁性噪声。

（1）空气动力性噪声是指气体压力或体积的突然变化或流体流动所产生的噪声,如各种风机、空气压缩机等压力脉冲和气体排放发出的噪声。

（2）机械性噪声是指设备运转时各部件及物体之间相互撞击、摩擦而发出的噪声，如各种凿岩、切割等发出的噪声。

（3）电磁性噪声是指因电磁场脉动、电磁涡流等产生振动辐射出的噪声，如电磁式振荡器和变压器等产生的噪声。

2）按持续时间和出现的形态分类

按持续时间和出现的形态，生产性噪声分为稳态噪声、非稳态噪声和脉冲噪声。

（1）稳态噪声是指在观察时间内，采用声级计"慢挡"动态特性测量时，声压波动小于 3 dB(A)的噪声。

（2）非稳态噪声是指在观察时间内，采用声级计"慢挡"动态特性测量时，声压波动大于或等于 3 dB(A)的噪声。

（3）脉冲噪声是指声音持续时间小于 0.5 s、间隔时间大于 1 s、声压变化大于 40 dB(A)的噪声。

（二）噪声的危害原理及后果

1. 危害原理

较强的噪声可引起耳部的不适，如耳鸣、耳痛、听力损伤等。据临床医学统计，噪声强度在 70 dB(A)以上会干扰谈话，影响工作效率；若在 80 dB(A)以上噪声环境中长期工作生活,造成耳聋者可达 50%;90 dB(A)以上的噪声会严重影响人的听力和引起神经衰弱、头疼、血压升高等疾病；超过 115 dB(A)的噪声会造成耳聋；如果突然暴露在高达 150 dB(A)的噪声环境中，听觉器官会发生急剧外伤，引起鼓膜破裂出血，双耳完全失去听力。

2. 危害后果

噪声对人类听觉器官的危害后果大致可分为以下情况：

（1）听力疲劳。在噪声环境下出现的听力疲劳现象，即听觉受到噪声的损害。当离开噪声环境，在安静的地方耳朵里仍嗡嗡作响，即耳鸣。耳鸣反过来掩盖听力，此时如果互相交谈，则听不清说话声。待过一段时间后，耳鸣消失，听力即能恢复，这就是听力疲劳现象。听力疲劳是一种暂时性的病理生理现象，听觉神经细胞并未受到实质性损害。

（2）噪声性耳聋。长时间在强烈的噪声环境下工作，听神经细胞在噪声的刺激下，发生病理性损害及退行性病变，由暂时性听力下降变为永久性听力下降，导致噪声性耳聋。噪声性耳聋初期症状主要表现为进行性听力减退及耳鸣。如果感觉有犹如蝉鸣的双耳高调耳鸣时，这往往是耳聋开始的信号，要及时到医院检查，争取早发现、早处理，早治疗，以避免听力进一步下降。

（3）爆震性耳聋。是指由于瞬间发生的短暂而强烈的冲击波或脉冲噪声，造成中耳、内耳或中耳与内耳混合性急性损伤，同时可能引起鼓膜破裂出血，听小骨骨折、脱位和鼓室出血，导致人耳听力损失甚至可能完全失去听力。《职业性爆震聋的诊断》（GBZ/T 238—2011），将爆震性耳聋分为轻度、中度、重度、极重度和全聋五级。

除此之外，噪声对人体的神经系统、心血管系统、内分泌系统、消化系统以及视力、智力也有不同程度的影响。

（三）噪声的测定方法及接触限值

1. 测定方法

噪声测定，通常使用计权声级计来测量声压等级。声压等级单位为分贝，用 dB 表示。计权声级计分为 A、B、C、D 等不同类型，在表示声压等级时分别用 dB（A）、dB（B）、dB（C）、dB（D）表示。A 声级是国际标准化组织（ISO）推荐的，用作噪声卫生学评价的指标。

噪声的测定按《工作场所物理因素测量 第8部分：噪声》（GBZ/T 189.8—2007）规定的方法进行。

2. 接触限值

每周工作5天，每天工作8 h，稳态噪声声级限值为85 dB（A），非稳态噪声等效声级限值为85 dB（A）。每周工作5天，每天工作时间不等于8 h，需计算8 h等效声级，限值为85 dB（A）。每周工作不是5天，需计算40 h等效声级，限值为85 dB（A），见表1-5。

表1-5 工作场所噪声职业接触限值

接 触 时 间	接触限值/dB（A）	备 注
5 d/周，=8 h/d	85	非稳态噪声计算8 h等效声级
5 d/周，≠8 h/d	85	计算8 h等效声级
≠5 d/周	85	计算40 h等效声级

实际工作中，对于每天接触噪声不足8 h的工作场所，也可根据实际接触噪声的时间和测量的等效声级，按照接触时间减半噪声接触限值增加3 dB（A）的原则，依据表1-6确定噪声接触限值，但最高限值不得超过115 dB（A）。

表1-6 工作场所噪声等效声级接触限值

日接触时间/h	接触限值/dB（A）
8	85
4	88
2	91
1	94
0.5	97

脉冲噪声工作场所，噪声声级峰值和脉冲次数不应超过表1-7的规定。

表1-7　工作场所脉冲噪声职业接触限值

工作日接触脉冲次数 n/次	声级峰值/dB（A）
$n \leqslant 100$	140
$100 < n \leqslant 1000$	130
$1000 < n \leqslant 10000$	120

（四）噪声的预防措施

对于生产过程和设备产生的噪声，应首先从声源上进行控制，以低噪声的工艺和设备代替高噪声的工艺和设备；如仍达不到要求，则应采用隔声、消声、吸声、隔振以及综合控制等噪声控制措施。

二、振动

振动是指质点或物体在外力的作用下，沿直线或弧线围绕平衡位置（中心位置）所作的往复运动。生产过程中产生的一切振动统称为生产性振动。生产性振动也是石材生产企业常见的职业病危害因素，长期接触生产性振动会对作业人员的身体健康产生不良影响。

（一）振动的分类

按作用于人体部位的不同，可将振动分为全身振动和手传振动两类。

（1）全身振动是指人体以立位、坐位或卧位接触而传至全身的振动，如驾驶车辆作业等。

（2）手传振动是指生产中使用手持振动工具或接触受振工件时，直接作用或传递到手臂系统的机械振动或冲击，常见于使用电动工具、气动工具的作业，如凿岩工、抛光工等。

（二）振动的来源

1. 全身振动的来源

在石材生产企业，全身振动主要发生在驾驶挖掘机、凿岩机、铲车的作业人员身上，其振动都是由座椅来传输的。全身振动还存在于框架锯车间，其振动是由地面来传输的。图 1 - 9 所示的框架锯车间，地面上安装的大飞轮可不断地将低频、中低频振动传输到人体全身。

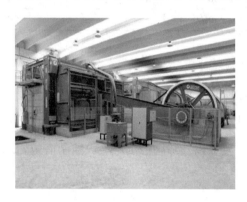

图 1 - 9　框架锯车间

2. 手传振动的来源

表 1 - 8 所列为石材生产企业手传振动的主要来源。

表 1 - 8　石材生产企业手传振动的主要来源

刀具种类	器 具 名 称	主 要 加 工 种 类
冲击类机器和刀具	冲击类刀具（凿子、钻头、雕刻刀、多齿凿、大锤、锤子等）	雕刻，手工表面处理（荔枝面、棱纹、剁斧、刮擦纹、条带纹、凿毛等）
	电动凿岩机、液压凿岩机、风动凿岩机	采石场内手动钻孔
	破碎钻、十字镐	采石场各种相关作业
	冲击钻机	加工厂中各种相关加工
	（中小块度）劈裂机、剪切机、方块机	加工方块石、墙体粗石、方砖（加工厂内）等

表1-8（续）

刀具种类	器 具 名 称	主 要 加 工 种 类
旋转类机器和刀具	轨道和旋转轨道研磨机	粗磨和精磨（加工厂内）
	圆片锯切机和交变锯切机	粗磨和精磨（加工厂内）
	角与轴向砂光机、小件直线砂光机	粗磨和精磨（加工厂内）
	手动研磨抛光机	研磨和抛光（加工厂内）
	（中小件）劈裂机、剪断机、切方块石机	加工方块石、墙体粗石、方砖等（加工厂内）
	手动钻孔器	钻孔（加工厂内）
	手工车床	车削
其他类机器和刀具	（电动和液压）便携式仿形机和车型机	边角与附件加工、厨房台面打孔、仿形和车型加工

（三）振动的危害后果

1. 全身振动的危害后果

全身振动所产生的能量，能够通过支承面作用于坐位或立位操作的作业人员身上，引起一系列病变。人体是一个弹性体，各器官都有它的固有频率，当外来振动的频率与人体某一器官的固有频率一致时，会引起共振，因而对该器官的影响也最大。全身受振的共振频率为3~14 Hz，在这种条件下全身受振作用最强。各种共振频率对人体组织和器官的影响见表1-9。

表1-9 各种共振频率对人体组织和器官的影响

共振频率/Hz	有关组织和器官	影 响
1~4	呼吸器官	呼吸困难或吃力
1~10	视觉器官	视觉灵敏度降低
4~6	大脑组织	困倦、注意力不集中
4~8	内耳与心脏	平衡紊乱、胸腔部位疼痛
20~30	脊柱	颈部和腰部疼痛
20~40	视觉器官	聚焦能力降低

起重机、铲车、挖掘机司机，卡车和拖拉机司机等一般会有腰椎和脊髓变异，背部疼痛和坐骨神经痛。在这些人操作的车辆上，垂直摆动加速度的值常常达到 $0.5 \sim 5 \ m/s^2$，有时还会更高。在这些车辆上，还常常夹杂着强烈的碰撞和冲击（图 1－10）。此外，振动还会恶化作业人员已有的疾病症或使其提前发作。

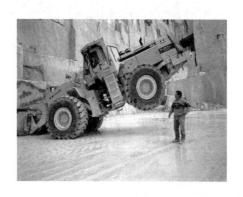

图 1－10　铲车作业

全身振动对人体的不良影响：接触强烈的全身振动可能导致内脏器官的损伤或位移，周围神经和血管功能的改变，也可能引起性机能下降、气体代谢增加，还可能造成人体组织的生物化学改变，导致组织营养不良，如足部疼痛、下肢疲劳、足背脉动减弱、皮肤温度降低；女工子宫下垂、自然流产及异常分娩率增加等。振动加速度还可使人出现前庭功能障碍，导致内耳调节平衡功能失调，出现脸色苍白、恶心、呕吐、出冷汗、头疼头晕、呼吸浅表、心率和血压降低等症状。晕车、晕船即属全身振动性疾病。全身振动还可造成腰椎损伤等运动系统疾病。

2. **手传振动的危害后果**

由于工作状态的不同，振动可传给一侧或双侧手臂，有时可传到肩部。长期持续使用振动工具能引起手部末梢循环、手臂神经和骨关节肌肉运动系统的障碍，严重时可患局部振动病。图1-11所示为石材生产企业常见的手接触振动工具作业。

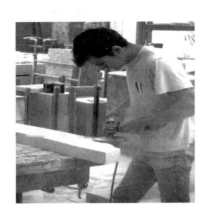

图1-11　抛光机作业

手传振动对人体的不良影响见表1-10。

表1-10　手传振动对人体的不良影响

序号	影响系统	不　良　影　响
1	神经系统	以上肢末梢神经的感觉和运动功能障碍为主，皮肤感觉、痛觉、触觉、温度功能下降，血压及心率不稳，脑电图有改变
2	心血管系统	可引起周围毛细血管形态及张力改变，上肢大血管紧张度升高，心率过缓，心电图有改变
3	肌肉系统	握力下降，肌肉萎缩、疼痛等
4	骨组织	引起骨和关节改变，出现骨质增生、骨质疏松等
5	听觉器官	低频率段听力下降，如与噪声结合，则可加重对听觉器官的损害
6	其他	可引起食欲不振、胃痛、性机能低下、妇女流产等

我国已将手臂振动病列为法定职业病，手臂振动病又称职业性雷诺现象、气锤病、局部振动病和振动性白指病（图1-12）等。

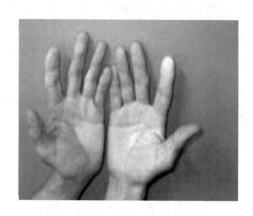

图 1 – 12　振动性白指病

影响振动危害的特征参数主要包括振动的频率、振幅和加速度（加速度增大，可使振动性白指病增多）等物理量，气温（寒冷是促使振动致病的重要外界条件之一）、噪声、接触时间、体位和姿势、个体差异、被加工部件的硬度、冲击力及紧张等也是影响振动危害的因素。

3. 手臂振动病的治疗

对手臂振动病，应根据病情进行综合性治疗。应用扩张血管及营养神经的药物治疗，如 B 族维生素和维生素 C，有助于神经功能恢复。中医中药治疗多采用活血化瘀、舒筋活络、镇静止痛类药物，也可结合采用物理疗法、运动疗法等。必要时进行外科治疗，如交感神经节阻断疗法、封闭疗法等。

（四）手传振动的测定方法及接触限值

1. 测定方法

手传振动的测定按《工作场所物理因素测量　第 9 部分：手传振动》（GBZ/T 189.9—2007）规定的方法进行。

2. 接触限值

《工作场所有害因素职业接触限值　第 2 部分：物理因素》（GBZ 2.2—2007）中规定，手传振动 4 h 等能量频率计权振动加速度限值不超过 5 m/s²，日接振时间不足或超过 4 h，应将其换算为相当于接触 4 h 的频率计权振动加速度值，见表 1 – 11。

表 1 – 11　工作场所手传振动职业接触限值

接触时间/h	计权振动加速度/(m·s⁻²)
4.0	5
2.8	6
2.0	7
1.6	8
1.2	9
1.0	10
<0.5	>10

（五）手传振动的预防措施

无论如何采取措施，设备本身的振动是不可能完全消除和避免的，为此应当尽量采用机械化、自动化作业，或改变作业方式；同时加强职业防护，佩戴有效的个体防护用品，以减轻振动对人体的危害。

三、高温

（一）高温的来源

石材矿山开采中使用火焰切割机、石材表面加工中的火烧加工以及人造合成石材生产中的加热固化等都存在高温作业。

（二）高温的危害后果

高温环境作业会对人体的生理和心理状态产生影响，在这种环境下工作，除导致中暑性疾病外，还会影响工作效率，甚至会引发各种意外和危险。

中暑是高温环境下作业人员发生体温升高、肌痉挛或晕厥等疾病的总称。按病情轻重可分为先兆中暑、轻症中暑和重症中暑，临床表现见表 1 – 12。

表 1 –12　中 暑 的 临 床 表 现

分　类	临　床　表　现
先兆中暑	头昏、头痛、口渴、多汗、全身疲乏、心悸、注意力不集中、动作不协调等症状，体温正常或略有升高
轻症中暑	除中暑先兆症状加重外，出现面色潮红、大量出汗、脉搏加速等表现，体温升高至 38.5 ℃以上
重症中暑	重症中暑又分为热射病、热痉挛和热衰竭三种类型： （1）热射病。在高温环境下突然发病，体温高达 40 ℃以上，疾病早期大量出汗，继之无汗，可伴有皮肤干热及不同程度的意识障碍等。 （2）热痉挛。主要表现为明显的肌痉挛，伴有收缩痛。时而发作，时而缓解，患者意识清醒，体温一般正常。 （3）热衰竭。起病迅速，主要临床表现为头昏、头痛、多汗、口渴、恶心、呕吐，继而皮肤湿冷、血压下降、心率紊乱、轻度脱水，体温稍高或正常

（三）中暑的急救措施

中暑的急救措施：

（1）立即将患者移到通风、阴凉、干燥的地方，如走廊、树荫下。

（2）使患者仰卧，解开衣领，脱去或松开外套。若衣服被汗水湿透，应更换干衣服，同时开电扇或开空调（应避免直接吹风），以尽快散热。

（3）用湿毛巾冷敷患者的头部、腋下及腹股沟等处，条件允许时可用温水擦拭全身，同时进行皮肤、肌肉按摩，加速血液循环，促进散热。

（4）意识清醒的患者或经过降温清醒的患者可饮服绿豆汤、淡盐水，或服用人丹、十滴水和藿香正气水（胶囊）等解暑。

（5）一旦出现高烧、昏迷抽搐等症状，应让患者侧卧，头向后仰，保持呼吸道通畅，同时立即拨打求助电话，求助医务人员给予紧急救治。

（四）高温的测定方法及接触限值

1. 测定方法

高温的测定按《工作场所物理因素测量 第 7 部分：高温》（GBZ/T 189.7）规定的方法进行。

2. 接触限值

（1）高温对作业人员的危害主要取决于作业人员的劳动强度和接触时间率。作业人员在一个工作日内实际接触高温作业的累计时间与 8 h 的比率称为接触时间率。接触时间率 100%，体力劳动强度为Ⅳ级，WBGT 指数限值为 25 ℃；劳动强度分级每下降一级，WBGT 指数限值增加 1 ~ 2 ℃；接触时间率每减少 25%，WBGT 指数限值增加 1 ~ 2 ℃，见表 1 - 13。

表 1 - 13　工作场所不同体力劳动强度 WBGT 指数限值　　　℃

接触时间率/%	体力劳动强度			
	Ⅰ	Ⅱ	Ⅲ	Ⅳ
100	30	28	26	25
57	31	29	28	26
50	32	30	29	28
25	33	32	31	30

注：WBGT 指数又称湿球黑球温度，是综合评价人体接触作业环境热负荷的一个基本参量，单位为℃。

（2）本地区室外通风设计温度 ≥30 ℃ 的地区，表 1 - 13 中规定的 WBGT 指数相应增加 1 ℃。

强度分级的测量依照《工作场所物理因素测量 第 10 部分：体力劳动强度分级》（GBZ/T 189.10—2007）规定的方法进行。实际工作中体力劳动强度分级的职业描述见表1-14。

表1-14 常见职业体力劳动强度分级表

体力劳动 强度分级	职 业 描 述
Ⅰ （轻强度）	坐姿：手工作业或腿的轻度活动（正常情况下，如打字、缝纫、脚踏开关等）。立姿：操作仪器，控制、查看设备，上臂用力为主的装配工作
Ⅱ （中等强度）	手和臂持续动作（如锯木头等），臂和腿的工作（如卡车、拖拉机或建筑设备等运输操作），臂和躯干的工作（如锻造、风动工具操作、粉刷、间断搬运中等重物、除草、锄田、摘水果和蔬菜等）
Ⅲ （重强度）	臂和躯干负荷工作（如搬重物、铲、锤锻、锯刨或凿硬木、割草、挖掘等）
Ⅳ （极重强度）	大强度的挖掘、搬运，快到极限节律的极强劳动

（五）高温的预防措施

高温的预防措施主要采用热绝缘和热屏挡的方式，同时采取间歇作业方式，为作业人员配备防暑降温物品和个体防护用品等。

第二章　石材生产过程职业病危害及其防治措施

本章主要是结合石材生产企业的生产过程，指出各生产过程中存在的职业病危害因素，并提出有针对性的防治措施，以期减少职业病危害对作业人员的伤害。石材生产企业主要包括从事石材矿山开采、石材加工以及人造合成石材生产的企业，由于各类石材生产企业生产过程不同，存在的职业病危害因素也不尽相同，所采取的防治措施也不同，因此本章主要针对不同的石材生产过程，指出其存在的不同的职业病危害因素，并提出了具体防治措施。本章共分三节，分别重点介绍了石材矿山开采过程职业病危害及其防治措施，石材加工过程职业病危害及其防治措施，人造合成石生产过程职业病危害及其防治措施。

第一节　石材矿山开采过程职业病危害及其防治措施

本节结合石材矿山开采特点，简介了石材矿山开采工艺过程，介绍了石材矿山开采存在的职业病危害因素，结合石材矿山开采的工艺过程，重点介绍了分离作业、分割作业和整形作业等三道工序过程中职业病危害的防治措施，概括介绍了其他工序作业过程中职业病危害的防治措施。

石材矿山开采的类型有露天开采和地下开采两种。露天开采分为山坡露天开采、凹陷露天开采和井式开采三种，如图 2-1 至图 2-3 所示。井式开采实际上是凹陷露天开采的后期阶段，有时也是山洞开采和井巷开采的初始阶段。地下开采分为山洞型开采（图 2-4）和井巷型开采。目前，我国的石材矿山普遍采用露天开采，还没有真正意义上的洞采矿山，国家禁止装饰石材矿山使用硐室爆破法开采。

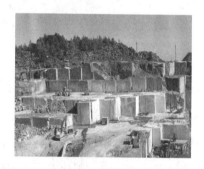

图 2-1　山坡露天开采

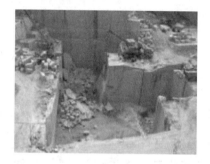

图 2-2　凹陷露天开采

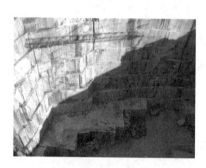

图 2-3　井式开采

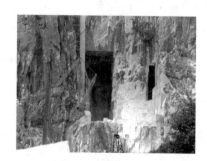

图 2-4　山洞型开采

石材开采工艺技术的选择与石材种类、矿山类型等因素有关，不同种类的石材开采系统对应不同的开采工艺技术，不同的开采技术又会产生不同的职业病危害因素。因此，在采取防护措施时必须针对每一种开采技术进行具体分析。

一、石材矿山开采工艺流程

石材矿山的开采须遵循自上而下、逐层深入的原则，矿山开采前必须完成基础设施、水电气供应系统、道路运输系统建设。开采位置选定后，首先进行覆盖层和风化层的剥离工作，然后进行石材开采。石材矿山开采工艺流程主要概括为剥离、分离、翻倒、分割、移位、整形、吊装运输、清渣排废等八道作业程序，如图 2-5 所示。

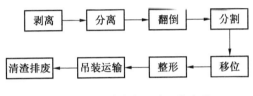

图 2-5 石材矿山开采工艺流程

剥离是指矿床开采前对可采矿体表面及周边的不符合开采要求的部分进行清除，使之露出可供开采的部分的过程。剥离一般是采用挖掘机、装载机和矿山自卸车等设备来完成。

分离是指从矿体中分离出体积为荒料若干倍的条状块石的过程。荒料是具有一定几何形状和规格尺寸，能满足后续石材产品加工要求的石料。分离的方法可分为劈裂法、控制爆破劈裂法、机械锯切法、射流法和联合法 5 大类。目前，圆盘锯法（属于机械锯切法）是国内石材矿山分离效率最高、分离成本最低、荒料产量最大的分离方法。因此，这种方法在国内矿山得到了普及。

翻倒是指将条状块石分离体推倒的作业。翻倒的目的是为后续条状块石移动分割创造条件。翻倒条状块石分离体的设备一般采用水压顶推袋、气压顶推袋、液压顶石机，辅助设备有装载机、挖掘机、慢动卷扬机或滑轮组等。

分割是在翻倒的条状块石分离体上按所需荒料的规格尺寸,将其分割成若干块荒料的作业。分割方法主要有串珠锯切割、排孔凿岩劈裂、控制爆破劈裂等。

移位是指将条状块石分离体或分割而成的若干块荒料移离原来位置的作业。移位的目的是为分割或整形创造条件。移位一般采用叉装机、起重机等设备来完成。

整形是对荒料的不合格外形或尺寸进行修整,将其修整成符合规范要求的荒料的过程。整形一般采用大直径圆盘锯、链臂锯、带锯、串珠锯等设备来完成。

吊装运输是将整形后的荒料装到载重工具上并运送到指定场所的作业。吊装运输一般采用叉装机、起重机、矿山载重汽车等设备来完成。

清渣排废是指将石材开采过程中的渣石和废料清理排弃到渣石场或废石场的作业。清渣排废一般采用装载机、叉装机、挖掘机、矿山自卸车等设备来完成。

二、石材矿山开采职业病危害因素

石材矿山开采过程中主要存在粉尘、噪声、振动和高温等职业病危害因素,见表2-1。

表2-1 石材矿山开采过程中存在的职业病危害因素

工序	工艺流程	职业病危害因素					备 注
		粉尘	噪声	振动	化学毒物	高温	
石材矿山开采	剥离	√	√	√			全身振动
	分离	√	√	√		√	火焰切割存在高温
	翻倒	√	√	√			
	分割	√	√	√			

表 2 - 1（续）

工序	工艺流程	职业病危害因素					备　注
		粉尘	噪声	振动	化学毒物	高温	
石材矿山开采	移位	√	√	√			全身振动
	整形	√	√	√			
	吊装运输	√	√	√			全身振动
	清渣排废	√		√			全身振动

三、石材矿山开采过程职业病危害防治措施

由于矿山地质、石材品种及开采机械化程度等条件不同，从而形成了不同的开采方法，不同的开采方法所产生的职业病危害因素也不相同，企业应针对不同的开采方法制定不同的防治措施。石材矿山开采工艺流程中分离、分割、整形三道工序各具不同特点，存在的职业病危害防治措施也不一样；剥离、翻倒、移位、吊装运输、清渣排废五道工序主要特点基本相同，存在的主要职业病危害及防治措施也基本相同。

（一）分离作业职业病危害防治措施

分离作业过程中主要存在粉尘、噪声、振动和高温等职业病危害因素。

1. 粉尘的控制措施

分离作业过程中粉尘的控制措施：

（1）优先采用先进的凿岩设备和切割设备。例如，采用金刚石串珠绳锯等低粉尘和低噪声设备和采用带有操作仓的风动台式凿岩机，能大大降低粉尘和噪声危害，也能消除振动危害。

（2）采用湿式切割，可减少粉尘的产生。

（3）尽量少使用或不使用手持式凿岩机，以减少粉尘和振动对操作

人员的伤害，如必须使用，要采用湿式凿岩以降低粉尘。

（4）要尽量减少爆破劈裂的使用，因为爆破产生的粉尘很难控制。

（5）尽可能在产尘点装设收尘装置或给产尘设备装设防护屏障，以降低粉尘的扩散。

（6）现场作业人员要远离产尘点，并配备防尘口罩，手工钻孔作业要强制佩戴防尘口罩。

2. 噪声的控制措施

分离作业过程中噪声的控制措施：

（1）优先使用产生噪声小的切割设备。例如，采用绳锯切割，产生噪声较小。

（2）控制爆破产生的噪声。例如，采用金属燃烧剂控制爆破产生的噪声，据测试可比常规工业爆破降低 10 dB（A）左右，振动和烟雾也比常规工业爆破有所降低，而采用无声爆破剂的声音则更小。

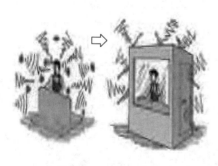

图 2 - 6　密封操作仓

（3）控制凿岩机产生的噪声。一是对凿岩机本身的结构进行改造，如加设操作仓（图 2 - 6）。二是采用阻抗复合式消声器，从整体降低凿岩机的噪声。据测试，安装阻抗复合式消声器后可降低噪声 10 dB（A）左右。

（4）控制圆盘锯产生的噪声。首先，对锯片进行改造以降低噪声，例如，采用低应力消声锯片和连续式刀头静音锯片；其次，为锯片安装噪声防护罩，例如，为圆盘锯片安装噪声防护罩，可以降低噪声值。

（5）控制大功率电动机、柴油发动机产生的噪声。一是使用电动式金刚石串珠锯和内燃机式金刚石串珠锯；二是对电动机进行消声改造，如加装消声器、密封等。

（6）为产生噪声的设备加设隔声屏障，如图2-7所示。

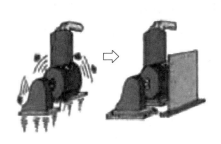

图2-7 隔声屏障

（7）在手工钻孔作业中，使用静音的（装备有用隔声材料做成的护套）和减振的（接口处和铰接手柄上有减振器）液压轮转钻孔机和破拆机。同时，作业人员须佩戴护耳器或耳塞。

3. 振动的控制措施

振动主要存在于人工劈裂、手工钻孔、手持式凿岩机钻凿排孔、爆破、锯切等操作过程中。

1）分离作业过程中全身振动的控制措施

（1）对设备进行改进，降低设备运转时产生的振动。

（2）为圆盘锯、大功率电动机、柴油发动机等设备装设减振器或有阻尼的垫层。

（3）为作业人员配备具有减振功能的工作鞋。

2）分离作业过程中手传振动的控制措施

（1）减少或不用人工劈裂开采，尤其是人工打楔；尽量使用机械劈裂开采，如用台式或车载式凿岩机代替手持式凿岩机。

（2）为作业人员配备防振手套，要求操作时必须佩戴，既能减振又能防寒，还能预防机械伤害。

（3）在手工钻孔作业中，使用静音的（装备有用隔音材料做成的护套）和减振的（接口处和铰接手柄上有减振器）液压轮转钻孔机和破拆机。同时，作业人员须佩戴防振手套。

4. 高温的控制措施

高温主要存在于火焰切割过程中，操作者必须佩戴防高温手套、防高温头罩和防高温脚盖等防护用品。除此之外，还应当使用适当的屏蔽或佩戴深色防护镜以防眼睛遭受辐射伤害。

（二）分割作业职业病危害防治措施

分割作业过程中主要存在粉尘、噪声、振动等职业病危害因素。

1. 粉尘的控制措施

分割作业过程中粉尘的控制措施：

（1）优先采用先进的分割设备。例如，采用串珠锯分割，使用带有操作仓的风动台式排孔凿岩机，不用或少用人工劈裂作业。

（2）采用湿式分割作业。

（3）尽量减少爆破劈裂作业。

（4）对分割现场进行密封，并装设收尘设备。

2. 噪声的控制措施

分割作业过程中噪声的控制措施：

（1）优先使用产生噪声小的切割设备。

（2）为凿岩机加设带阻抗复合式消声器，为锯片安装噪声防护罩，从整体降低凿岩机的噪声。

（3）对电动机采取消声措施，如加设消声器。

3. 振动的控制措施

分割作业过程中振动的控制措施：

（1）减少或不用人工劈裂开采，尤其是人工打楔劈裂，尽量使用机械劈裂。

（2）为圆盘锯、大功率电动机、柴油发动机等设备设置减振器或有阻尼的垫层。

（3）为作业人员配备具有减振功能的工作防护鞋。

（三）整形作业职业病危害防治措施

整形作业过程中主要存在粉尘、噪声、振动等职业病危害因素。

1. 粉尘的控制措施

整形作业过程中粉尘的控制措施：

（1）优先采用先进的整形设备，并减少人工直接操作。

（2）采用湿式作业对荒料进行整形（图2－8）。

（3）对整形现场进行密封，并装设收尘设备。

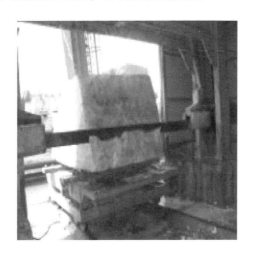

图2－8　荒料整形

2. 噪声的控制措施

整形作业过程中噪声的控制措施:

(1) 优先使用产生噪声小的整形设备。例如,采用中小型金刚石串珠锯、单通道、单工位荒料整形链臂锯。

(2) 采用消声锯片或为锯片安装噪声防护罩。

(3) 对电动机采取消声措施。

3. 振动的控制措施

整形作业过程中振动的控制措施:

(1) 优先采用机械化的整形设备,并为这些设备装上操作仓。

(2) 避免作业人员的直接接触,如减少携带式链臂锯的使用。

(3) 为作业人员配备具有减振功能的工作鞋。

(四) 剥离、翻倒、移位、吊运、清渣排废作业职业病危害防治措施

剥离、翻倒、移位、吊装运输、清渣排废作业中存在的主要职业病危害主要有粉尘、噪声和振动,其防治措施基本相同。

1. 粉尘的控制措施

剥离、翻倒、移位、吊装运输、清渣排废作业中粉尘的来源主要为场地上积存的浮尘,车辆行驶或机械设备运行时带起的扬尘,其控制措施如下:

(1) 尽量采用机械装备来完成,并为各种人工操作的机械设备、运输设备装设玻璃操作仓。

(2) 铺好空场地面并保持地面的湿润,定期对工作场所进行清洁作业,清洁作业时应使用湿法或真空清扫器。

(3) 间歇作业,可以减少作业人员接触职业病危害因素的时间。

2. 噪声的控制措施

剥离、翻倒、移位、吊装运输、清渣排废作业中噪声的主要来源是由

各种机械、车辆运转产生的，其控制措施如下：

（1）为各种机械、运输设备安装防噪声的玻璃操作仓，可以大大降低对操作人员的噪声伤害。

（2）为各种电机加设消声器，可以减小对现场作业人员的噪声伤害。

3. 振动的控制措施

剥离、翻倒、移位、吊装运输、清渣排废作业中振动的主要来源是，挖掘机、装载机、叉装机、起重机、矿山自卸车和矿山载重汽车等司机在操作设备时产生的全身振动，其控制措施如下：

（1）作业过程中尽量少用由人工操作的机械。

（2）如有可能，尽量安装独立的操作仓。

（3）对司机采取防振防护措施。例如，使用减振器和新型液压悬架椅，并经常对设备进行保养，对场地进行平整，适时安排歇息，可大大降低对司机身体的振动伤害。

第二节 石材加工过程职业病危害及其防治措施

本节结合石材加工工艺流程，介绍了平板石材加工、异型石材加工和雕刻加工过程中存在的职业病危害因素，并结合加工流程中的作业工序，介绍了相似或相近工序中职业病危害因素的控制措施。

石材加工主要包括平板石材加工（又称板材加工）和异型石材加工（又称异型加工）。由于雕刻加工对作业人员的健康危害甚大，故本节中单独列出。

平板石材加工按石材品种又分为大理石类板材加工（含石灰石、某些玉石、部分砂石等）和花岗石类板材加工（含部分砂石、某些石英质的超硬的特色石材，以及一些半宝石、宝石等），按板材尺寸大小又分为大板加工、条板加工和规格板加工，按板材厚度还可以分为常规板材加工（厚度 15 mm 以上）、薄板加工（厚度 15 mm 以下）及复合板加工（往往厚度更薄，并增加其他材料衬底）等，按加工装备及自动化程度又分为单机生产和流水线生产。

异型石材加工包括线条加工、圆柱加工（含柱头、柱座，根据柱身结构圆柱又分空心柱、实心柱）、圆弧板加工（可做空心柱，也可以做弧形墙）、雕刻加工、拼花等（因使用石材原料主要为板材，加上经常使用到板材加工设备，也有建议将其划归板材加工之列）。

本节出现的工艺流程是归纳总结后形成的，并不是生产每一种产品都必需的，有些板材的加工过程可能不涉及其中的某些工序，有些企业可能生产设备先进，也删减了某些工序。本节对石材加工工艺流程中的工序进行了一一列举，以便学习。大理石和花岗石的生产加工工艺流程具有典型的代表性，其他种类建筑石材的生产加工工艺流程与大理石和花岗石的生产加工工艺流程类似。

一、石材加工工艺流程及其职业病危害因素

（一）平板石材加工

1. 工艺流程

平板石材主要包括：大理石规格板、大板，花岗石规格板、大板，大理石薄板，花岗石薄板（标准和非标准两种），以及复合板等。本节主要是综合叙述平板石材加工工艺流程，不按石材品种和尺寸大小分别描述。

平板石材加工工艺流程主要有荒料切割、背网、黏结、对剖、定厚、粗磨、正面刮胶、表面加工、切边、排版、补胶、再加工、检验修补、防护等工序，如图 2-9 所示。

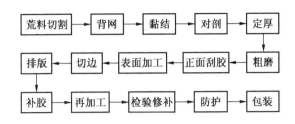

图 2-9　平板石材加工工艺流程

2. 职业病危害因素

平板石材加工过程中存在的职业病危害因素主要有粉尘、噪声、振动、化学毒物、高温等，见表 2-2。

表 2-2　平板石材加工过程中存在的职业病危害因素

石材加工类型	工艺流程	职业病危害因素					备注
		粉尘	噪声	振动	化学毒物	高温	
平板石材加工	荒料切割	√	√	√			全身振动
	背网				√		
	黏结				√		
	对剖	√	√				
	定厚	√	√				
	粗磨	√	√	√			手传振动
	正面刮胶				√		
	表面加工	√	√	√		√	火烧加工时有高温
	切边	√	√	√			
	排版	√					对厚度不一的板材重新打磨
	补胶				√		
	再加工	√	√	√			手传振动
	检验修补				√		
	防护				√		

（二）异型石材加工

1. 工艺流程

异型石材是相对于平板石材而言的，可分为天然异型石材和人造异型石材两大类。从制作工艺分类，异型石材制品可以指除平板石材以外的所有的石材制成品。本节所说的异型板材主要是指平面异型石材产品和曲面板材产品。平面异型石材产品加工相对来说比较简单，主要由机器通过切、磨、抛光等简单的加工工序来完成；曲面板材产品加工也是通过切、磨、抛光等简单工序加工，主要是由专门用来加工曲线截面的机器设备（如金刚石绳锯、高压水射流切割机等）加工完成的。

异型石材加工工艺流程有荒料切割、定厚、加工成型、正面刮胶、手工或机加工磨光、补胶、切边、检验修补、防护等工序，如图 2 - 10 所示。

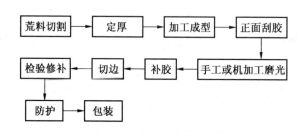

图 2 - 10　异型石材加工工艺流程

2. 职业病危害因素

异型石材加工过程中存在的职业病危害因素主要有粉尘、噪声、振动、化学毒物、高温等，见表 2 - 3。

（三）雕刻加工

1. 工艺流程

雕刻主要包括立体雕刻和平面雕刻。立体雕刻制品有人像、动物及其

表2-3　异型石材加工过程中存在的职业病危害因素

石材加工类型	工艺流程	职业病危害因素					备　注
		粉尘	噪声	振动	化学毒物	高温	
异型石材加工	荒料切割	√	√	√			全身振动
	定厚	√	√	√			
	加工成型	√	√	√			手传振动
	正面刮胶				√		
	手工或机加工磨光	√	√	√			手传振动
	补胶				√		
	切边	√	√	√			手传振动
	检验修补				√		
	防护				√		

他题材或造型的石雕品,平面雕刻制品主要包括石质的人像浮雕、刻画、画框、透雕窗格等产品。雕刻还可分为手工雕刻和机械雕刻。

雕刻加工工艺流程有荒料切割、毛坯切割、雕刻造型、表面刮胶、手工或机加工磨光、检验修补、防护等工序,如图2-11所示。

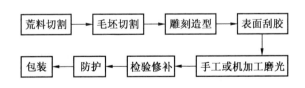

图2-11　雕刻加工工艺流程

2. 职业病危害因素

雕刻加工过程中存在的职业病危害因素主要有粉尘、噪声、振动、化学毒物、高温等,见表2-4。

表2-4　雕刻加工过程中存在的职业病危害因素

石材加工类型	工艺流程	职业病危害因素					备　注
		粉尘	噪声	振动	化学毒物	高温	
雕刻加工	荒料切割	√	√	√			全身振动
	毛坯切割	√	√	√			
	雕刻造型	√	√	√			手传振动
	表面刮胶				√		
	手工或机加工磨光	√	√	√			手传振动
	检验修补				√		
	防护				√		

二、职业病危害因素控制

由于在平板石材加工、异型石材加工和雕刻加工过程中存在相似或相近的工序，本节只结合主要加工工艺流程对职业病危害因素提出控制措施。

（一）荒料切割工序职业病危害控制

荒料切割是将花岗石和大理石荒料锯切成板材的首道工序。根据生产规模的不同，所选用的锯切设备可分为使用多个刀具的大批量锯切设备（如多锯条框架锯机、多绳金刚石串珠绳锯、多锯片双向切机、多锯片圆盘锯机等）和使用单个刀具的特殊规格板材加工用锯机（金刚石串珠整形机、链臂摆动式龙门锯机和大直径圆盘锯机）。荒料切割过程中主要职业病危害因素是粉尘、噪声和振动。

1. 粉尘的控制措施

目前，国内荒料切割工序主要采用湿式作业（图2-12和图2-13）来降低粉尘的排放，但应采取有效措施防止粉尘的二次排放。降低粉尘排放的其他措施如下：

（1）优先使用产尘少的设备，如金刚石串珠绳锯。

（2）密闭尘源，可以减少粉尘的扩散。

（3）为作业人员配备防尘口罩。

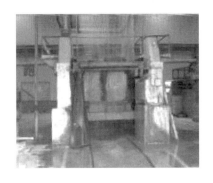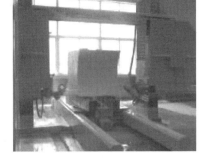

图 2 - 12　荒料湿式切割　　　　图 2 - 13　弧形板材湿式切割

2. 噪声的控制措施

噪声主要来源于锯切和电动机。降低噪声的主要措施如下：

（1）使用先进的、噪声小的设备，如采用多股金刚石串珠绳锯能产生较小的噪声和振动。

（2）对设备进行降噪改造，从源头上控制噪声，对设备的降噪改造主要有以下 4 种方法。

① 在不破坏锯片的平衡及所需刚性的条件下，可在锯片基体上均匀布置几个相同尺寸的小孔，在孔中镶嵌高阻尼合金或非金属物，这样可减弱锯片弹性振动的传播，消除高频噪声。

② 在不破坏锯片刚性的情况下，在锯片基体上设有若干个等间距沿不同半径基圆分布的曲线（或直线）型不同几何形状的消声缝隙。

③ 夹盘改造降噪。在不影响锯切高度前提下，应尽量加大锯片的夹

盘直径，这样可以提高锯片刚性，减少弯曲振动，对降低振动噪声和机械噪声是极其有效的。

④ 加装隔声罩，罩壳用钢板制成，内涂阻尼材料、吸声材料。

（3）采用环保降噪锯片，如复合阻尼结构的锯片。

（4）定期对机电设备进行润滑，更换易损件，紧固各个易松动的零部件。

3. 振动的控制措施

振动危害主要来自于框架锯机工作时产生的低频、中低频振动，其危害是全身振动。降低振动危害的主要措施如下：

（1）使用产生振动小的或无振动的切割设备，如采用多股金刚石串珠绳锯。

（2）安装导轨的地面一定要水平，并铺设阻尼材料。

（3）经常检查设备与地面连接的地脚螺栓是否松动，尤其是飞轮，保证飞轮支撑座的长期润滑。

（4）实行自动化切割作业，减小振动对人体的危害，如采用大直径圆盘锯，可以实现无人操作。

（5）为作业人员配备个体防护用品，如配发具有柔软减振垫的工作靴等。

（6）保持工作场所适宜的环境温度。

（二）背网、黏结、刮胶、补胶、检验修补、防护、粘边、拼花工序职业病危害控制

背网、黏结、刮胶、补胶、检验修补、防护、再加工中的粘边、拼花等工序中都存在化学毒物职业病危害，其主要控制措施如下：

（1）用无毒或低毒物质替代毒性较大的物质，工作场所应尽量实现机械化、自动化，如采用全自动立体补胶设备（图2-14）。

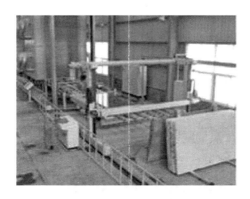

图 2 - 14　全自动立体补胶设备

（2）需要使用黏合剂、防护剂的岗位，应建立封闭的独立操作室，以免对他人造成危害。

（3）操作室内应设置良好的机械通风装置，通风装置要设置成上进风、下出风或侧出风的形式且有足够的风速和新鲜风量，使之符合国家职业卫生标准要求。

（4）在工作场所的醒目位置应配备应急物资，如应急洗眼器、2%碳酸氢钠溶液、0.1%淡氨水等并定期进行检查、维护，必要情况下可以配备有供氧装置的呼吸器。

（5）定期检测现场空气中各类毒性气体的含量，并将检测结果告知岗位作业人员。

（6）有职业禁忌证的作业人员应调离此岗位，女性作业人员在生理特殊期也应调离此类作业岗位；有神经内分泌、心血管及呼吸系统疾病者不宜安排在此类岗位工作。

（7）实行作业人员定期轮换，以免其长期吸入毒物。

（8）为作业人员设置独立的淋浴室。

（9）为作业人员配备自吸过滤式防毒面具，并定期检查、更换滤芯。

（10）禁止徒手操作，禁止在操作室内进食、饮水和抽烟，为作业人员设置独立的休息室等。

排风装置可以及时抽走作业过程中产生的化学毒物，是一种很好的防护措施。但图2－15所示排风装置的设置并不合理，有毒气体在往上走的时候刚好经过作业人员的呼吸带，故应改造成上送下吸的通风方式。

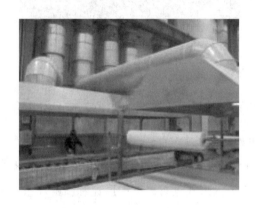

图2－15　背网、修补工序中设置的排风装置

（三）切边、对剖、再加工、手工或机加工磨光、排版工序职业病危害控制

切边机主要用来加工石材半成品和成品板材，在不需要磨边、倒角和开槽的情况下，切边一般是工程板材加工的最后一道工序，也是其他异型产品加工的最后一道工序。再加工主要是指石材产品的深加工，表2－5所列为石材产品深加工的类别、加工方式及产生的职业病危害因素。

异型产品打磨90%以上以手工加电动工具磨光为主，有些甚至只用手工磨光。雕刻品的磨光，也纯粹依赖手工采用砂纸、磨块打磨、抛光。

切边、对剖、再加工、手工或机加工磨光、排版工序中存在的主要职

表2-5　石材产品深加工的类别、加工方式及产生的职业病危害因素

序号	深加工类别	加工方式	职业病危害因素
1	背倒	切边机完成	粉尘、噪声
2	正倒	切边机完成、手工拼接，需要磨光的由手工完成	粉尘、噪声、振动
3	正开槽	切边机完成、手工打平拼接，需要磨光的由手工完成	粉尘、噪声、振动
4	背开槽	切边机完成，需要磨光的由手工完成	粉尘、噪声、振动
5	侧边磨光	同规格有多片的可由手扶磨磨光，规格较杂的由手工完成	粉尘、噪声、振动
6	切角	直线形状由切边机完成，曲线边由手工或水刀完成	粉尘、噪声、振动
7	开孔	根据需要可分别通过钻床、水刀或手工完成	粉尘、噪声、振动
8	粘边	手工完成	化学毒物
9	半圆边、1/4圆边、鸭嘴边、法国边	特定造型磨轮加工，手工打平、拼接、磨光	粉尘、噪声、振动
10	拼花	水刀切割、手工拼装、黏结，手扶磨磨光	粉尘、噪声、振动、化学毒物

业病危害因素是粉尘、噪声、振动和化学毒物（化学毒物危害的控制措施前面已作介绍）。

1. 粉尘的控制措施

粉尘的控制措施如下：

（1）选择自动化程度高的切边机，如全自动桥式切边机（图2-16和图2-17）。

（2）尽量减少手工磨光的使用，必要时应加强个体防护。

（3）能用湿式打磨的尽量用湿式打磨。

（4）在产尘点安装收尘装置（图2-18）。

（5）为操作人员设置独立封闭的操作台或操作室。

（6）采用低粉尘设备时应注意其他职业病危害因素的防护。

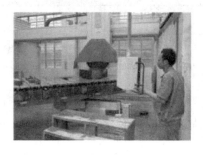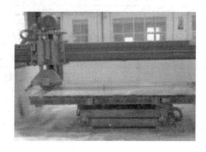

图2-16　全自动桥式切边机　　　图2-17　桥式切边机湿式作业

图2-18所示为异型打磨流程设置的水洗式收尘装置，打磨过程中产生的粉尘在收尘装置产生的负压下进入装置后通过水洗的方式将大部分粉尘从气流中分离出来，再回收利用。这是一种很好的粉尘危害防护措施，但应定期清理滤网以保证收尘装置的收尘效率。

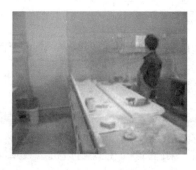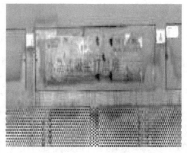

图2-18　水洗式收尘装置

图2-18中水洗式收尘装置的缺点：在远端工作台打磨工件时，可能会由于收尘装置产生的负压不够而达不到良好的收尘效果。可以对此装置

稍作改善，即在工作台上加设一个可以来回移动的收尘罩，后端和水洗装置相连接，移动装置可以随着加工工件的位置移动，使收尘罩始终位于工件的上方，从而达到较好的收尘效果。改造后的水洗式收尘装置示意图如图 2 - 19 所示。

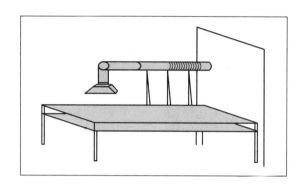

图 2 - 19　改造后的水洗式收尘装置示意图

图 2 - 20 所示为再加工过程中的湿式作业。该工序降低了粉尘的排放，但同时应做好噪声的防护。

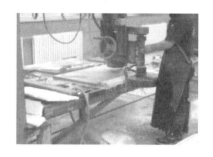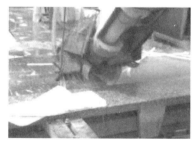

图 2 - 20　湿式作业

图 2 - 21 所示为电脑控制的水刀切割机，工作人员设定好程序以后即可离开。

图 2 - 22 所示为水刀雕花作业。采用水刀雕花减少了作业过程中的粉尘排放，但是由此带来的噪声却不容忽视，应当强制要求作业人员佩戴护耳设备。

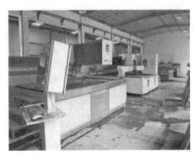 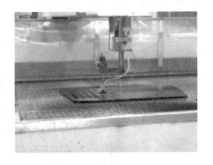

图 2 - 21　水刀切割机　　　　　图 2 - 22　水刀雕花作业

2. 噪声的控制措施

噪声主要来源于锯切和电动机。其控制措施如下：

（1）采用自动化薄板生产线，如对剖圆盘锯机与自动磨光机串联使用。

（2）使用噪声小的设备，如采用金刚石带锯机，噪声强度小于 85 dB（A），且用循环水冷却，无粉尘飘扬。

（3）为锯片装设防护罩，或在机器与作业人员之间加设有吸声功能的隔声屏障。

（4）对电动机采取消声措施，如加设消声器。

（5）定期对机电设备进行润滑，更换易损件，紧固各个易松动的零部件。

3. 振动的控制措施

1）全身振动的控制措施

全身振动主要来自于切边机、对剖机和磨光机运行时产生的低频、中低频振动。其控制措施如下：

（1）选用振动小的加工设备。

（2）安装设备时，应采用阻尼材料垫层。

（3）定期检查设备的连接处、螺栓等部位，保持该部位处于紧固状态，并保持良好的润滑状态。

（4）为作业人员配备防振鞋。

2）手传振动的控制措施

手传振动主要来自于手工磨光产生的振动。其控制措施如下：

（1）减少手工磨光的使用，采用机械的方法打磨、抛光，如采用线条打磨机，但是在减小振动危害的同时却增大了噪声的危害。

（2）为作业人员配备填充了防振材料的手套，保持室内适宜的环境温度。

图 2 - 23 所示为用手提机具加工边角的典型作业，图 2 - 24 所示为用冲击凿加工石材构件表面的作业。

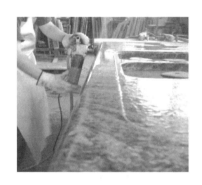 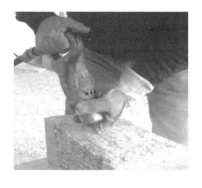

图 2 - 23　手工磨光石材　　　图 2 - 24　冲击凿加工石材构件表面

手工加工工序是石材加工企业作业人员手臂系统振动综合征的主要来

源，工作过程中一定要高度重视个体职业防护工作（防尘、防噪声、防振动）。

（四）表面加工工序职业病危害控制

表面加工主要包括定厚、研磨和抛光。研磨又分为粗磨、细磨和精磨。就用户对装饰产品的要求而言，一些装饰产品需要进行抛光；一些装饰产品不需要进行抛光，而需要采取一些特殊的工艺手段将石材加工成粗糙的表面，如采用火烧、剁斧、喷砂、整形、条纹、毛石、锖凿、化学处理等办法。

表面加工是石材生产过程中产生职业病危害最严重的工序之一，其职业病危害因素主要有粉尘、噪声、振动和高温等。

1. 粉尘的控制措施

粉尘的控制措施：

（1）优先使用自动化程度高的磨机，如连续磨机、自动磨边倒角机、全自动抛光机（图2－25）等。

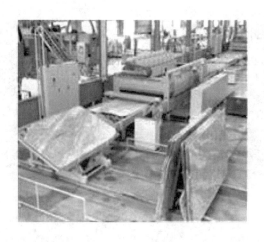

图2－25 全自动抛光机

（2）对自动化的操作设备进行密闭，并设置独立的操作间。

（3）减少作业人员直接接触操作设备的频率，这样既可以减少粉尘的危害，又可以减少噪声、振动的危害。

（4）采用湿式作业（图2-26和图2-27），但应注意手部的防护。

（5）设置收尘装置并保证有足够的通风量，尤其是在不能采用湿式作业的异型抛光环节。

（6）为作业人员配备防尘口罩，尤其是在刮胶、补胶以后的研磨、抛光工序，由于材料上有胶粘剂，导致该工序产生的粉尘含有化学毒物，必须为作业人员配备过滤效率更高的防尘口罩，如配备KN95型及以上型号的防尘口罩。

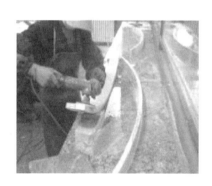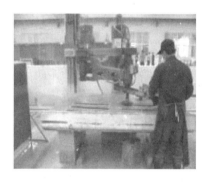

图2-26　手动抛光作业　　　　　图2-27　手扶磨抛光作业

2. 噪声的控制措施

噪声的控制措施：

（1）优先使用噪声小的加工设备，如在连续磨机主轴上装设弹性装置，可以减少噪声和振动。

（2）采用吸声材料对自动化操作设备进行密闭，并设置独立的操作间。

（3）为电动机、空压机安装消声设施或进行密封。

3. 振动的控制措施

振动危害主要存在于剁斧、毛石、锩凿、手工磨光等石材加工工艺过程中。其主要危害是手传振动。主要控制措施如下：

（1）减少粗糙表面石材产品的生产，以减少加工过程对作业人员的危害。

（2）使用具有减振功能的设备，如采用单方向减振磨头的桥式磨机进行大理石产品抛光。

（3）定期检查磨机轴承的润滑状况、地脚螺栓的松紧状况，良好的润滑可以吸收部分振动。

（4）采用剁斧加工工艺时应尽量使用自动剁斧设备，减少手工操作。

（5）保持加工车间良好的环境温度。

（6）为采用手工凿或剁加工的作业人员配备减振手套，并监督作业人员正确佩戴。

4. 高温的控制措施

高温危害主要存在于火烧加工。火烧加工是一种利用火焰对石材表面进行加工的热加工工艺，主要应用于花岗岩石材加工。通过一束或多束高温火焰加热石材表面，使石材表面受到热冲击，表面温度可达到2500℃以上，极易对作业人员造成伤害。主要控制措施如下：

（1）采用全自动火烧板机（图2-28），整个喷烧加工过程完全自动化，可减少作业人员的直接接触频率。

（2）在不影响工艺操作的情况下合理使用热源，尽量疏散热量。

（3）采用自然通风或机械通风的方式降低车间温度，或给热源安装排气罩，减少热量向车间排放。

（4）在高温天气期间，为作业人员备足饮用水或绿豆水、防中暑药品等。

（5）为作业人员建立冷气休息室，合理安排作业人员的作业时间。

（6）作业人员必须戴手套、头罩和脚盖等防护用品，除此之外企业还应当为作业人员配备具有屏蔽功能的防护眼镜或深色墨镜，以避免作业人员的眼睛遭受辐射。

（7）制定中暑应急救援预案并定期演练，以提高作业人员中暑情况发生时的自救与互救能力。

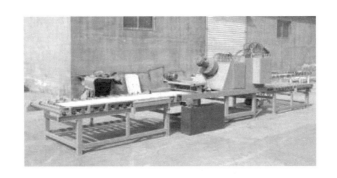

图 2-28　全自动火烧板机

（五）加工成型、雕刻造型工序职业病危害控制

加工成型、雕刻造型主要是指对异型石材的轮廓加工，包括花线、圆弧板、柱座、柱头、平面雕刻、立体雕刻等。使用的设备有先进的数控设备（可实现雕、刻、切、磨等动作）、液压仿形设备、光电仿形设备、立式车床、卧式车床、手拉磨床、钻床等，使用的工具有金刚石样板磨轮、小尺寸金刚石圆锯片、金刚石铣刀、金刚石钻头等。

加工成型、雕刻造型过程中存在的职业病危害因素主要有粉尘、噪声、振动等。

1. 粉尘的控制措施

粉尘的控制措施：

（1）采用数控加工设备，如利用石材数控加工中心可以完成切割、成型、钻孔、磨削、抛光、刻字、镗孔、雕刻和车削等。图 2 - 29 所示为某企业的数控加工中心，该加工中心兼具石材加工用成型机和车床的所有功能，所配置的机床具有较强的适用性，支持锯切、铣削、打槽、车削、雕刻及磨光等功能，是石材工件加工的理想设备。图 2 - 30 所示为电脑弧面磨光机。图 2 - 31 所示为数控全自动磨光机。

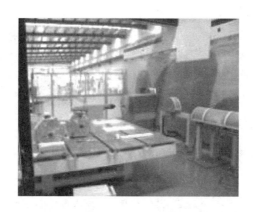

图 2 - 29　某企业的数控加工中心

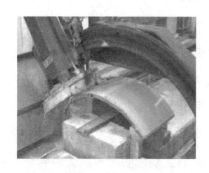
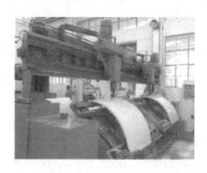

图 2 - 30　电脑弧面磨光机　　　　图 2 - 31　数控全自动磨光机

（2）采用湿式作业，减少粉尘飞扬。

（3）安装收尘装置，使机器周围处于负压状态。

采用数控加工设备可以避免作业人员与加工工件的直接接触，大大降低了加工过程中产生的粉尘、噪声等对人体的危害。

2. 噪声的控制措施

噪声的控制措施：

（1）优先选用噪声小、自动化程度高的设备。

（2）加强设备连接部分的固定、润滑，减少噪声源。

（3）进行电动机的降噪改造，如加设消声器等。

（4）对加工设备采用吸声材料进行密封。

3. 振动的控制措施

振动的控制措施：

（1）选用机械化、自动化的雕刻机，如采用数控雕刻机，减少手工操作环节。

（2）选择使用振动小的机器、刀具和机具，并保持机器和刀具状态良好，必要时也可以调整工作方式方法。

（3）保持身体特别是手的温度，佩戴防振手套以增加手的温度和降低手传振动风险。

另外，还有一些新技术值得借鉴使用，如采用切割冷却润滑技术、激光表面成型技术、超声波蚀刻技术、化学表面蚀刻技术、石材黏结与修补技术等。在石材标准板的生产过程中，还可以采用先进的标准板自动化生产线，如花岗石、大理石标准板材生产线，该生产线可以连续地将花岗石、大理石从毛板到成品板材完全自动化完成，减少操作人员的数量，减少职业病危害的产生，降低作业人员罹患职业病的风险。

第三节 人造合成石生产过程职业病 危害及其防治措施

本节结合人造合成石的生产工艺，介绍了人造合成石生产过程中存在的职业病危害因素，并提出了各种职业病危害因素的控制措施。

人造合成石是以天然石材碎料、粉体为主要填料，以不饱和聚酯树脂、水泥或两者混合物为黏合剂，经搅拌混合、真空加压、振动成型、凝结固化等工序加工而成的材料。

人造合成石根据所用材料与设备不同分为人造荒料和人造板材，采用大理石为主要原材料的多采用人造荒料设备，采用硅砂系列材料的基本上采用人造板材设备。本节只介绍人造合成石的基本生产工艺，对于生产过程中的预制纹理工艺、仿木工艺等不作具体介绍。

一、人造合成石生产工艺流程

人造荒料工艺和人造板材工艺均包括破碎筛分系统、配料系统、搅拌系统、布料系统、压制成型系统以及水、电、气、运输等辅助系统，所不同的是人造板材需要加热固化，具体工艺流程如图 2－32 和图 2－33 所示。

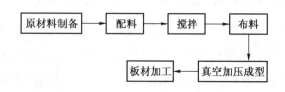

图 2-32 人造荒料工艺流程

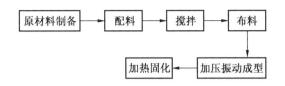

图 2-33　人造板材工艺流程

人造合成石生产工艺中,配料、布料工序一般需要人工操作,工作场所固定;搅拌、压制成型、固化等工序为机器自动完成,人工看守,工作场所固定。

二、职业病危害因素

由于人造荒料和人造板材的生产工艺比较类似,存在的职业病危害因素基本相同,人造荒料生产过程中存在的职业病危害因素主要有粉尘、噪声、振动和化学毒物,人造板材生产过程中存在的职业病危害因素主要有粉尘、噪声、振动、化学毒物和高温。表 2-6 所列为人造合成石生产过程中存在的职业病危害因素。

表2-6　人造合成石生产过程中存在的职业病危害因素

石材类型	工艺流程	职业病危害因素				
		粉尘	噪声	振动	化学毒物	高温
人造合成石材	原材料制备	√	√	√		
	配料	√	√	√	√	
	搅拌	√	√	√		
	布料	√				
	加压成型		√	√		
	加热固化				√	√

三、职业病危害因素的控制

1. 粉尘的控制措施

粉尘的产生主要是由于生产设备在运行过程中密封不严造成的。其主要控制措施如下：

（1）采用先进的机械化、自动化设备。

（2）对破碎设备进行隔离，减少粉尘的扩散，或是设置密封操作仓，既可以减少粉尘危害又可以减少噪声危害。

（3）对各个设备进行定期检查，减少漏尘点。

（4）在各产尘点设置收尘装置，对产生的粉尘集中处理。

2. 噪声的控制措施

噪声的产生主要是由于原材料在破碎、配料、搅拌、加压成型过程中各种设备、空气压缩机以及电动机等运转造成的。其主要控制措施如下：

（1）对产生噪声的设备用吸声材料进行隔离。

（2）设置独立的操作仓。

（3）对设备的连接部位、润滑部位进行定期检查维护。

（4）为电动机安装消声装置，或者安装隔声屏障。

3. 振动的控制措施

振动危害主要是由各种设备运转时造成的全身振动。其主要控制措施如下：

（1）采用自动化的振动设备，如对加压机的振子采用集中控制操作。

（2）为设备安装隔振设施。

4. 高温的控制措施

高温危害主要存在于加热固化过程中。其主要控制措施如下：

（1）加热固化车间的纵轴宜与当地夏季主导风向垂直，热源布置在夏季主导风向的下风向。

（2）对厂房采用局部通风或全面通风，以降低车间内的温度。

（3）设置热绝缘或热屏挡。

（4）在高温期间，为作业人员配备防暑降温物品。

（5）为作业人员建立冷气休息室，合理安排作业人员的作业时间。

5. 化学毒物的控制措施

化学毒物主要来源于使用不饱和聚酯树脂过程中所释放的苯乙烯等有害气体，以及使用固化剂甲乙酮等。其主要控制措施如下：

（1）密闭操作，加强通风，配备应急设备，如设置应急洗眼器、配备急救药品等。

（2）操作人员佩戴过滤式防毒面具，戴化学安全防护眼镜，穿防毒物渗透工作服，戴橡胶耐油手套。

（3）定期检测空气中各类毒性气体的含量，并告知岗位作业人员。

（4）有职业禁忌证的作业人员应及时调离此类岗位，女性作业人员在生理特殊期也应调离此类作业岗位。

（5）制定应急预案，定期对作业人员进行应急演练。

（6）实行人员定期轮换，以免作业人员长期吸入化学毒物。

6. 后续加工过程中职业病危害及其控制措施

人造荒料和人造板材的后续加工过程中产生的职业病危害与本章第二节的相关内容基本类同，其控制措施也基本类似，请参照选用。

第三章 石材生产企业职业病危害防治管理

本章介绍了石材生产企业职业病危害防治管理的基本内容，分六节对职业病危害防治管理的基本内容进行了全面阐述：提出了企业职业卫生管理基本要求，阐述了建设项目职业病防护设施管理要求，介绍了企业职业病危害告知与警示标识管理办法，简介了职业病危害个体防护用品管理知识，阐述了职业健康监护管理要求，综合介绍了职业卫生其他管理工作。

第一节 职业卫生管理基本要求

本节对石材加工企业职业卫生管理工作提出了基本要求，从组织机构和人员配备、职业卫生管理制度和操作规程、工作场所基本条件、职业病防治投入、作业人员职业卫生权利与义务、职业卫生档案管理6个方面阐述了职业卫生管理的具体内容。

企业应当加强职业病防治工作，为劳动者提供符合法律、法规、规章、国家有关职业卫生标准要求的工作环境和条件，并采取有效措施保障劳动者的职业健康。企业是职业病危害防治的责任主体，并对本单位产生的职业病危害承担法律责任。企业的主要负责人对本单位职业病危害防治工作全面负责。企业应当建立健全职业病防治责任制，加强对职业病危害防治的管理，提高职业病危害防治水平。

一、组织机构和人员配备

根据国家有关职业卫生监督管理部门的规定，石材生产企业属于职业病危害风险严重的企业，不论作业人员数量多少都应当设置或者指定职业卫生管理机构或者组织，配备专职职业卫生管理人员，负责本单位的职业病防治工作。

企业主要负责人和职业卫生管理人员应当具备与石材生产相适应的职业卫生知识和管理能力，并接受相应的职业卫生培训。

企业应当根据机构设置、作业人员数量和职业病危害因素的种类、水平及分布情况，明确企业主要负责人、分管负责人、部门负责人、班组负责人及岗位作业人员等各层级的职业病危害防治职责，建立职责清晰、逐级落实的职业病危害防治责任体系。

二、职业卫生管理制度和操作规程

企业应当根据国家职业病防治法律、法规和国家有关职业卫生监督管理部门的规定以及国家有关职业卫生标准，结合本单位职业病危害防治工作的实际情况，建立包括下列内容在内的职业卫生管理制度：

（1）职业病危害防治责任制度。

（2）职业病危害警示与告知制度。

（3）职业病危害项目申报制度。

（4）职业病防治宣传教育培训制度。

（5）职业病防护设施维护检修制度。

（6）职业病防护用品管理制度。

（7）职业病危害监测及评价管理制度。

（8）建设项目职业卫生"三同时"管理制度。

（9）作业人员职业健康监护及其档案管理制度。

（10）职业病危害事故处置与报告制度。

（11）职业病危害应急救援与管理制度。

（12）岗位职业卫生操作规程。

（13）法律、法规、规章规定的其他职业病防治制度。

职业卫生管理制度应当包括目标、依据、职责、内容、考核方法和支撑文件等要素。制定起草后应征求各部门及作业人员的意见和建议，以利于制度发布后的贯彻执行；发布前应进行合规性审查，审查后由主要负责人签发。新发布实施的职业卫生管理制度应组织全体作业人员学习培训。

职业卫生岗位操作规程是指为保障作业人员身体健康，有效预防、控制和减少各类职业病的发生而制定的，在职业活动中必须遵循的程序或步骤。操作规程编制要以岗位职业病危害因素防治为目的，综合考虑职业病危害因素的种类、理化特性及分布，突出实用性和可操作性，需要基层作业人员参与。职业卫生操作规程应条款清楚、用词规范、简明易懂，便于作业人员理解和掌握。

职业卫生管理制度和岗位操作规程发布实施后，应当在办公区域、工作场所醒目位置张贴或以内部办公局域网等形式予以公布，以便作业人员充分了解并自觉遵守。

三、工作场所基本条件

石材生产企业除应当符合法律、行政法规规定的设立条件外，其工作场所还应符合下列职业卫生要求：

72

（1）职业病危害因素的强度或者浓度符合国家职业卫生标准，按照《工作场所有害因素职业接触限值　第1部分：化学有害因素》（GBZ 2.1—2007）和《工作场所有害因素职业接触限值　第2部分：物理因素》（GBZ 2.2—2007）的要求，采取工程技术措施对工作场所中粉尘、毒物、噪声、高温等职业病危害因素进行控制，保证作业人员的身体健康不受损害。

（2）有与职业病危害防护相适应的设施。根据工作场所产生的职业病危害的种类、浓度、强度等因素设置相应的职业病危害防护设施。如在产生粉尘场所设置收尘设施，在背网、刷胶等产生化学毒物的场所设置通风装置。

（3）生产布局合理，符合有害作业与无害作业分开的原则。有害作业与无害作业分开设置，如将切割、磨光、背网、刷胶等岗位单独进行设置。

（4）设置配套的更衣间、洗浴间、孕妇休息间等职业卫生设施。

（5）设备、工具、用具等设施符合保护作业人员生理、心理健康的要求，如采用机械代替人工搬运较大或较重的石材产品等。

（6）国家法律、法规以及国家有关职业卫生监督管理部门关于保护作业人员职业健康的其他要求。

四、职业病防治投入

职业病防治资金是开展职业卫生工作的前提条件。企业应当保证职业病防治所需的资金投入，不得挤占、挪用，并对因资金投入不足导致的后果承担责任。职业病防治资金包括建设项目职业病危害评价、职业病危害防护设施配置及其维护、治理职业病危害、个体防护用品配置、职业卫生培训、职业健康监护、职业病危害因素检测与评价等费用，按照国家有关规定，在生产成本中据实列支。

在保证职业病防治资金投入的同时，企业还应当定期评估资金投入是否与本单位的生产经营规模、职业病危害因素的控制需求相适应，以便及时进行调整。

五、作业人员职业卫生权利与义务

《中华人民共和国职业病防治法》规定，作业人员依法享有职业卫生保护的权利，内容包括：

（1）获得职业卫生教育、培训。

（2）获得职业健康检查、职业病诊断、治疗、康复等职业病防治服务。

（3）了解工作场所产生或者可能产生的职业病危害因素、危害后果和应当采取的职业病危害防治措施。

（4）要求用人单位提供符合防治职业病要求的职业病危害防护设施和个体使用的职业病危害防护用品，改善工作条件。

（5）对违反职业病防治法律、法规以及危及生命健康的行为提出批评、检举和控告。

（6）拒绝违章指挥和强令进行没有职业病危害防护措施的作业。

（7）参与用人单位职业卫生工作的民主管理，对职业病防治工作提出意见和建议。

作业人员职业病防治的义务包括：学习和掌握相关的职业卫生知识，增强职业病危害防范意识，遵守职业病防治法律、法规、规章和操作规程，正确使用、维护职业病危害防护设施和个体职业病危害防护用品，发现职业病危害事故隐患应当及时报告等。

六、职业卫生档案管理

企业应当按照国家有关职业卫生监督管理部门关于职业卫生档案管理的要求,建立本单位的职业卫生档案,为职业病诊断、鉴定和职业卫生监管部门执法等活动提供参考依据。企业职业卫生档案,是指企业在职业病危害防治和职业卫生管理活动中形成的,能够准确、完整反映本单位职业卫生工作全过程的文字、图纸、照片、报表、音像资料、电子文档等文件材料。内容包括:

（1）建设项目职业卫生"三同时"档案。

（2）职业卫生管理档案。

（3）职业卫生宣传培训档案。

（4）职业病危害因素监测与检测评价档案。

（5）企业职业健康监护管理档案。

（6）作业人员个人职业健康监护档案。

（7）法律、行政法规、规章要求的其他文件资料。

企业应当建立健全职业卫生档案管理制度,对职业卫生档案的保存、管理等作出具体规定,保证职业卫生档案完整、准确和有效利用。要设立专门的档案室或指定专门的区域存放职业卫生档案,并指定专门机构和专（兼）职人员负责职业卫生档案的管理工作。职业卫生档案要按年度进行案卷归档,及时编号登记,入库保管,防止出现遗失。

第二节　建设项目职业病危害防护设施管理

本节介绍了建设项目职业病危害防护设施管理的基本要求,从职业病危害预评价、职业病防护设施设计、防护设施试运行与验收等三个方面,对建设项目职业病危害防护设施管理的具体内容进行了较为详细的阐述。

建设单位是建设项目职业病危害防护设施建设的责任主体。建设项目职业病防护设施必须与主体工程同时设计、同时施工、同时投入生产和使用（简称建设项目职业卫生"三同时"）。职业病防护设施所需费用应当纳入建设项目工程预算。

建设单位应当通过公告栏、网站等方式及时公布建设项目职业病危害预评价、职业病防护设施设计、职业病危害控制效果评价的承担单位、评审时间、评审意见、评价结论，以及职业病防护设施验收时间、验收方案和验收意见等信息，供本单位劳动者和有关职业卫生监督管理部门查询。

一、职业病危害预评价

建设单位应当在建设项目可行性论证阶段进行职业病危害预评价，编制预评价报告。进行职业病危害预评价时，建设单位可以运用工程分析、类比调查等方法，对建设项目可能产生的职业病危害因素及其对工作场所、劳动者健康的影响与危害程度进行分析与评价。其中，类比调查数据应当采用获得资质认可的职业卫生技术服务机构出具的、与建设项目规模和工艺类似的用人单位职业病危害因素检测结果。报告编制完成后，单位主要负责人或其指定的负责人应当组织业内其他单位职业卫生专业技术人员和职业卫生专家参加评审工作，并形成评审意见。建设单位应当按照评审意见对职业病危害预评价报告进行修改完善，并对最终的职业病危害预评价报告的真实性、客观性和合规性负责。职业病危害预评价工作过程应当形成书面报告备查。

二、职业病防护设施设计

存在职业病危害的建设项目，建设单位应当在施工前按照职业病防治有关法律、法规、规章和职业卫生标准的要求，进行职业病防护设施设计，并组织业内其他单位职业卫生专业技术人员和职业卫生专家参加评审工作，形成评审意见。建设单位应当按照评审意见对职业病防护设施设计进行修改完善，并对最终的职业病防护设施设计的真实性、客观性和合规性负责。职业病防护设施设计工作过程应当形成书面报告备查。

三、防护设施试运行与验收

建设项目完工后，需要进行试运行的，其配套建设的职业病防护设施必须与主体工程同时投入试运行。试运行时间应当不少于 30 日，最长不得超过 180 日。

建设项目在竣工验收前或者试运行期间，建设单位应当进行职业病危害控制效果评价，编制评价报告，并由建设单位主要负责人或其指定的负责人组织业内其他单位职业卫生专业技术人员和职业卫生专家参加评审和验收工作，并形成评审和验收意见。

建设单位在职业病防护设施验收前，应当编制验收方案。建设单位应当在职业病防护设施验收前 20 日将验收方案向管辖该建设项目的有关职业卫生监督管理部门进行书面报告。

建设单位应当按照评审与验收意见对职业病危害控制效果评价报告和职业病防护设施进行整改完善，并对最终的职业病危害控制效果评价报告和职业病防护设施验收结果的真实性、合规性和有效性负责。

建设单位应当在建设项目验收完成之日起 20 日内向管辖该建设项目的有关职业卫生监督管理部门提交书面报告。

第三节　职业病危害告知与警示标识

本节介绍了职业病危害告知与警示标识管理的基本要求，从劳动合同告知、设置公告栏、设置警示标识和设置告知卡等 4 个方面阐述了职业病危害告知与警示标识管理的具体内容。

企业应当将生产过程中可能产生和存在的职业病危害的种类、危害程度、危害后果、提供的职业病防护设施、个体使用的职业病危害防护用品、职业卫生管理要求和相关待遇等如实告知作业人员（包括用人单位的合同制、聘用制、劳务派遣等性质的作业人员），不得隐瞒或者欺骗。告知主要采用劳动合同告知、公告栏告知、警示标识和告知卡告知等方式进行。

一、劳动合同告知

企业与劳动者订立劳动合同（含聘用合同）时，应当将工作过程中可能产生或存在的职业病危害及其后果、职业病防护措施和待遇（岗位津贴、工伤保险等）等如实告知劳动者，并在劳动合同中写明，不得隐瞒或者欺骗。同时，以书面形式告知劳务派遣人员。格式合同文本内容不完善的，应以合同附件形式签署职业病危害告知书。

劳动者在已订立劳动合同期间因工作岗位或者工作内容变更，从事与所订立劳动合同中未告知的职业病危害作业时，企业应重新向劳动者履行如实告知的义务，并协商变更原劳动合同相关条款。在未履行告知义务的前提下，劳动者有权拒绝从事存在职业病危害的作业。企业也不得因此而解除与作业人员所订立的劳动合同。

二、设置公告栏

企业应当设置公告栏，公布本单位职业病防治的规章制度等内容。设置在办公区域的公告栏，主要公布本单位的职业卫生管理制度等；设置在工作场所的公告栏，主要公布岗位操作规程和存在的职业病危害因素及岗位、危害后果、接触限值、应急救援措施，以及工作场所职业病危害因素检测结果、检测日期、检测机构等，如图 3 - 1 所示。

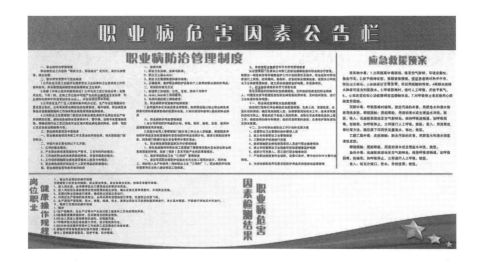

图 3 - 1　公告栏

三、设置警示标识

企业应当在产生或存在职业病危害因素的工作场所、作业岗位，以及设备、材料（产品）包装、贮存场所，按照《工作场所职业病危害警示标识》（GBZ 158—2003）的规定，在醒目位置设置相应的图形、警示线、警示语句等警示标识和中文警示说明。

企业应当至少在以下工作场所入口处及产生职业病危害的作业岗位或设备附近的醒目位置设置警示标识：

（1）在产生粉尘的工作场所设置"注意防尘""戴防尘口罩""注意通风"等警示标识，如石材的切割、打磨、抛光等作业岗位。

（2）在有毒物品工作场所设置"禁止入内""当心中毒""当心有毒气体""必须洗手""穿防护服""戴防毒面具""戴防护手套""戴防护眼镜""注意通风"等警示标识，并标明"紧急出口""救援电话"等警示标识，如背网、刷胶、补胶、防护等作业岗位。

在高毒物品作业场所，设置红色警示线，在一般有毒物品作业场所，设置黄色警示线，警示线在使用有毒作业场所外缘不少于30 cm处。

在高毒物品作业场所应急撤离通道设置紧急出口提示标识，在泄险区启用时，设置"禁止入内""禁止停留"警示标识，并加注必要的警示语句。

（3）在产生噪声的工作场所设置"噪声有害"警告标识和"戴护耳器"指令标识，如荒料切割、水刀雕花等作业岗位。

（4）在高温工作场所设置"当心中暑""注意高温""注意通风"等警示标识，如火烧加工作业岗位。

（5）在产生手传振动的工作场所设置"振动有害""使用设备时必须戴防振手套"等警示标识，如手工打磨、手工凿岩等作业岗位。

（6）在能引起其他职业病危害的工作场所设置"注意××危害"等警示标识。

（7）在可能产生职业病危害的设备发生故障时，或者维护、检修存在有毒物品的生产装置时，根据现场实际情况设置"禁止启动"或"禁止入内"警示标识。

图 3 - 2 和图 3 - 3 所列为部分职业病危害警示标识和指令标识。

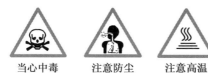

当心中毒　　注意防尘　　注意高温　　噪声有害

图 3 - 2　职业病危害警示标识

必须戴防尘口罩　必须戴护耳器　注意高温　　注意通风
　　　　　　　　　　　　　　　戴防护面罩

图 3 - 3　职业病危害指令标识

某企业工作场所设置的职业病危害警示标识和指令标识如图 3 - 4 所示。

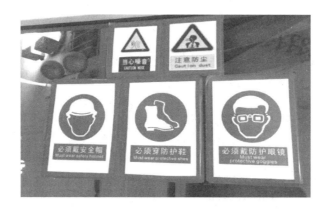

图 3 - 4　某企业工作场所设置的职业病危害警示标识和指令标识

四、设置告知卡

对存在严重职业病危害的作业岗位，企业除应设置警示标识外，还应在其醒目位置设置职业病危害告知卡。有下列情况之一的作业岗位，即为存在严重职业病危害的作业岗位：

（1）存在矽尘或石棉粉尘的作业岗位。

（2）存在"致癌""致畸"有害物质的作业岗位。

工作场所存在苯，对人体有损害，请注意防护		
	理化特性	健康危害
苯（皮）	具有特殊芳香气味的无色油状液体，相对分子质量78，易燃、易挥发。不溶于水，可与乙醚、乙醇、丙酮、汽油和二硫化碳等有机溶剂混溶；遇氧化剂或卤素剧烈反应；苯蒸气与空气形成爆炸性混合物，遇明火、高热极易燃烧爆炸	可经皮肤、呼吸道进入人体。主要损害神经和造血系统。短时间大量接触可引起头晕、头痛、恶心、呕吐、嗜睡、步态不稳，重者发生抽搐、昏迷。长期过量接触可引起白细胞减少、再生障碍性贫血、白血病
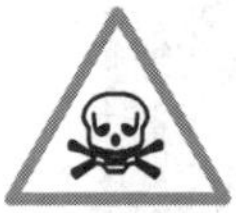 ⚠ 当心中毒	应急处理	
	抢救人员穿戴防护用具；立即将患者移至空气新鲜处，去除污染衣物；注意保暖、安静；皮肤污染时用肥皂水清洗，溅入眼内时用流动清水或生理盐水冲洗，各至少20 min；呼吸困难时给予吸氧，必要时用合适的呼吸器进行人工呼吸；立即与医疗急救单位联系抢救	
	防护措施	
	禁止明火、火花，高热，使用防爆电器和照明设备。工作场所禁止饮食、吸烟	
	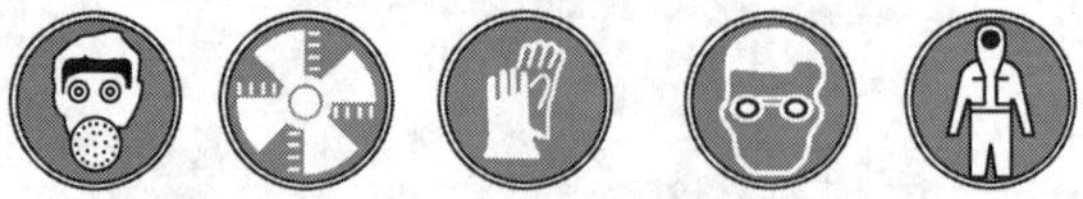 必须戴防毒面具　注意通风　必须戴防护手套　必须戴防护眼镜　必须穿防护服	
标准限值：×××　　检测数据：×××　　检测日期：××××年×月×日		
急救电话：120　　消防电话：119　职业卫生咨询电话：×××××××××		

图3-5　苯的职业病危害告知卡

（3）可能导致急性职业性中毒的作业岗位。

（4）有放射性危害的作业岗位。

告知卡应当标明职业病危害因素名称、理化特性、健康危害、接触限值、防护措施、应急处理及急救电话、职业病危害因素检测结果及检测时间等。

图 3 – 5 所示为苯的职业病危害告知卡。

第四节　职业病危害个体防护用品管理

本节介绍了职业病危害个体防护用品管理的基本要求，从个体防护用品的配备、日常管理、更换周期等三个方面进行了详细阐述。

石材生产企业常用的职业病危害个体防护用品包括防尘口罩、护目镜、防毒面具、护听器、防振手套、防振鞋、防高温服等。

一、个体防护用品的配备

企业应当为劳动者提供符合防治职业病危害要求的个体防护用品，石材生产企业可参照《个体防护装备选用规范》（GB/T 11651—2008）等相关标准，并结合工作场所存在的职业病危害种类、接触水平和对人体的影响途径以及现场生产条件，为作业人员配备职业病危害个体防护用品。

表 3 – 1 列举了石材生产企业部分作业岗位需要配备的职业病危害个体防护用品。

二、个体防护用品的日常管理

职业病危害个体防护用品属于特种劳动防护用品，企业应到定点经营单位或正规生产企业购买。企业购买的个体防护用品应当经由本单位职业

表3-1　职业病危害个体防护用品的选用

序号	作 业 类 别	可以选用的防护用品	备 注
1	有碎屑飞溅的作业	防冲击护目镜、一般防护服	矿山开采
2	手持振动机械的作业	耳塞（耳罩）、防振手套、防振鞋	石材加工
3	人承受全身振动的作业	防振鞋	石材加工
4	高温作业	防强光、紫外线、红外线护目镜或面罩、隔热阻燃鞋、白帆布类隔热服、热防护服	火烧表面加工等
5	有吸入性气相毒物的作业	防毒面具、防化学品手套、化学品防护服、劳动护肤剂	刷胶流程
6	噪声作业	耳塞（耳罩）	石材加工
7	粉尘场所作业	防尘口罩、防尘服	切、割、磨等

卫生管理部门验收，按照防护用品的使用要求，对其防护性能进行检查。

企业应当教育作业人员，按照使用规则正确使用职业病危害个体防护用品，加强监督检查、督促指导，促使作业人员做到"三会"，即会检查防护用品性能，会正确使用防护用品，会维护保养防护用品，确保作业人员正确佩戴使用。

企业应当对职业病危害个体防护用品进行经常性的维护、保养，确保防护用品性能有效，不得使用不符合国家职业卫生标准要求或者已经失效的职业病危害个体防护用品。企业不得发放钱物替代发放个体防护用品。

每次使用防护用品前，作业人员应对其性能进行检查。企业也应制定相应的检查表，供作业人员检查防护用品性能时使用。表3-2所列为防毒面具和防尘口罩（面罩）使用前的检查表，供企业制定检查表时参考。

表3-2　防毒面具和防尘口罩（面罩）使用前的检查表

类别	序号	检 查 内 容
防毒面具	1	面具罩体是否完好，连接是否紧密
	2	面具视窗是否完好、视物是否清晰
	3	导气管是否完好，是否无堵塞、破损
	4	通话器、呼吸活门和头带（或头盔）等部件是否完好，螺纹接头有无变形
	5	罐体是否完好，金属部件是否无锈蚀变形
	6	滤毒罐是否在有效期内，是否标明使用范围
	7	气密性检查是否符合要求，有无漏气
	8	现场摆放的防毒面具是否与现场有毒物质种类相适应
	9	其他附件是否完好，有无缺失破损
防尘口罩（面罩）	1	口罩和面罩的内侧是否有脏污
	2	口罩的头带弹力是否松弛、鼻夹、鼻夹垫是否断裂
	3	口罩和面罩外表是否完好
	4	面罩各个部件连接是否完整、严密
	5	使用者是否感觉呼吸阻力明显增加

　　企业应当建立职业病危害个体防护用品管理制度，对入库验收、保管、发放、使用、更换、报废等方面提出要求。在发放防护用品时应保存相关记录，包括发放日期、工种、防护用品名称、数量、发放人、领用人签字等内容，发放记录表可参考表3-3。

表3-3　个体防护用品发放记录表

发放日期	工种	防护用品名称	数量	发放人	领用人	备注

三、个体防护用品的更换周期

企业应当结合工种、作业岗位、职业病危害的浓度和强度，合理确定职业病危害个体防护用品的更换周期，及时报废不符要求的产品。

当个体防护用品出现下列情况之一时，应及时予以报废：

（1）所选用的职业病危害个体防护用品技术指标不符合国家相关标准要求。

（2）所选用的职业病危害个体防护用品与所从事的作业类型不匹配。

（3）职业病危害个体防护用品产品标识不符合产品要求或国家相关标准要求。

（4）职业病危害个体防护用品在使用或保管贮存期内遭到破坏或超过有效使用期限。

（5）所选用的职业病危害个体防护用品经检验和抽查为不合格产品。

（6）存在使用说明书中规定的其他报废条件。

企业应当为参观、学习、检查、指导工作等外来人员配备职业病危害个体防护用品。

第五节　职业健康监护管理

本节介绍了职业健康监护管理的基本要求，从职业健康检查（包括上岗前职业健康检查、在岗期间职业健康检查、离岗时职业健康检查、应急职业健康检查和职业健康检查结果处理）及职业健康监护档案管理（包括个人职业健康监护档案、企业职业健康监护档案）等方面，对职业健康监护管理的具体要求进行了详细阐述。

职业健康监护，是指劳动者上岗前、在岗期间、离岗时和应急时的职业健康检查以及职业健康监护档案管理。企业是职业健康监护工作的责任主体，其主要负责人对本单位职业健康监护工作全面负责。企业应当依照国家有关职业病防治法律、法规、规章的规定，以及《职业健康监护技术规范》（GBZ 188—2014）、《放射工作人员职业健康监护技术规范》（GBZ 235—2011）的要求，制定并实施本单位职业健康检查年度计划，并保证所需要的专项经费。

一、职业健康检查

企业应当制定年度职业健康检查计划，并于每年年底前向职业健康检查机构提出下年度职业健康检查申请，签订委托协议书。协议书内容包括工作场所职业病危害因素种类、接触人数、健康检查的人数、检查项目和检查时间、地点等。同时应将年度职业健康检查计划报辖区的职业卫生监督管理机构备案。

企业应当委托取得"医疗机构执业许可证"的医疗卫生机构对作业人员进行职业健康检查，并确保参加职业健康检查的劳动者身份的真实性。企业在委托职业健康检查机构对从事接触职业病危害作业的劳动者进行职业健康检查时，应当如实提供下列文件、资料：

（1）企业的基本情况。

（2）工作场所职业病危害因素种类及其接触人员名册。

（3）职业病危害因素定期检测、评价结果。

职业健康检查分为上岗前职业健康检查、在岗期间职业健康检查、离岗时职业健康检查和应急时职业健康检查及离岗后医学随访。

（一）上岗前职业健康检查

上岗前职业健康检查，是指对拟从事接触职业病危害因素作业的新录用人员（包括转岗到该作业岗位的人员），以及拟从事有特殊健康要求的作业人员，在其开始从事接触职业病危害因素作业之前实施的职业健康检查。上岗前体检为强制性职业健康检查，其目的是发现有无职业禁忌证以及建立接触职业病危害因素人员的基础健康档案。

以接触矽尘作业的劳动者上岗前职业健康检查为例，其健康检查的目标疾病为职业禁忌证，包括活动性肺结核病、慢性阻塞性肺病、慢性间质性肺病和伴肺功能损害的疾病。其检查内容包括：

（1）症状询问。重点询问呼吸系统、心血管系统疾病史、吸烟史及咳嗽、咳痰、喘息、胸痛、呼吸困难、气短等症状。

（2）体格检查。内科常规检查，重点检查呼吸系统、心血管系统。

（3）实验室和其他检查。血常规、尿常规、心电图、血清 ALT、后前位 X 射线高千伏胸片或数字化摄影胸片、肺功能。

企业不得安排未经上岗前职业健康检查的劳动者从事接触职业病危害因素的作业，不得安排有职业禁忌证的劳动者从事其所禁忌的作业。

（二）在岗期间职业健康检查

在岗期间职业健康检查，是指对已经在岗从事职业病危害作业的劳动者，在其在岗期间定期开展的职业健康检查。其目的是早期发现职业病患者或疑似职业病患者或劳动者健康的异常改变，及时发现有职业禁忌证的劳动者，通过动态观察劳动者的身体健康变化情况来评价作业场所职业病危害的控制效果。

以接触矽尘作业的劳动者在岗期间职业健康检查为例，其健康检查的目标疾病为职业性矽肺病，职业禁忌证包括活动性肺结核病、慢性阻塞性肺病、慢性间质性肺病和伴肺功能损害的疾病。其检查内容包括：

（1）症状询问。重点询问咳嗽、咳痰、胸痛、呼吸困难症状，也可有喘息、咯血等症状。

（2）体格检查。内科常规检查，重点检查呼吸系统和心血管系统。

（3）实验室和其他检查。

① 必检项目：后前位 X 射线高千伏胸片或数字化摄影胸片、心电图、肺功能。

② 选检项目：血常规、尿常规、心电图、血清 ALT。

（4）在岗期间职业健康检查周期：

① 根据生产性粉尘作业分级情况确定，Ⅰ级生产性粉尘作业，2 年 1 次；Ⅱ级及以上生产性粉尘作业，1 年 1 次。

② X 射线胸片表现为观察对象的劳动者，1 年 1 次，连续观察 5 年，若 5 年内不能确诊为矽肺患者，按生产性粉尘作业分级情况确定，即生产性粉尘作业分级Ⅰ级，2 年 1 次；生产性粉尘作业分级Ⅱ级及以上，1 年 1 次。

③ 矽肺患者原则每年检查 1 次，或根据病情随时检查。

企业作业人员接触不同职业病危害因素的职业健康检查周期见表 3-4。

表 3-4　职业健康检查周期表

危害种类	职业健康检查周期
矽尘	生产性粉尘作业分级Ⅰ级，2 年 1 次
	生产性粉尘作业分级Ⅱ级及以上，1 年 1 次
	X 射线胸片表现观察对象者，1 年 1 次，连续观察 5 年，若 5 年内不能确诊为矽肺患者，应根据生产性粉尘作业分级情况确定
	矽肺患者原则每年 1 次，或根据病情随时检查
其他粉尘	生产性粉尘作业分级Ⅰ级，4 年 1 次
	生产性粉尘作业分级Ⅱ级及以上，2~3 年 1 次
	X 射线胸片表现为观察对象者，每年 1 次，连续观察 5 年，若 5 年内不能确诊为尘肺患者，应根据生产性粉尘作业分级情况确定
	尘肺患者每 1~2 年进行 1 次医学检查，或根据病情随时检查
苯（甲苯、二甲苯）	1 年 1 次

表 3-4（续）

危害种类	职 业 健 康 检 查 周 期
甲醛	1 年 1 次
噪声	作业场所噪声 8 h 等效声级 ≥85 dB，1 年 1 次； 85 dB ＞作业场所噪声 8 h 等效声级 ≥80 dB，2 年 1 次
手传振动	2 年 1 次
高温	1 年 1 次，应在每年高温季节到来之前进行检查

注：职业健康检查周期依据《职业健康监护技术规范》（GBZ 188—2014）来确定。

生产性粉尘的作业分级依据《工作场所职业病危害作业分级　第 1 部分：生产性粉尘》（GBZ/T 229.1—2010）相关条款来确定。

（三）离岗时职业健康检查

离岗时职业健康检查，是指劳动者在准备调离或脱离所从事的职业病危害的作业岗位前对其进行全面的健康检查。其主要目的是确定劳动者在停止接触职业病危害时的身体健康状况。

对准备脱离所从事的职业病危害作业或者岗位的劳动者，企业应当在劳动者离岗前 30 日内组织进行离岗时的职业健康检查。劳动者离岗前 90 日内的在岗期间的职业健康检查可以视为离岗时的职业健康检查。对未进行离岗时职业健康检查的劳动者，不得解除或者终止与其订立的劳动合同。离岗时职业健康检查的目标疾病为职业病：具体检查病种与在岗期间职业健康检查病种一致，检查内容也与在岗期间职业健康检查内容一样。

（四）应急职业健康检查

应急职业健康检查的目的是通过实施紧急性职业健康检查，发现劳动者身体健康损害情况，以便尽快采取救治措施。出现下列情况之一的，企业应当立即组织有关作业人员进行应急职业健康检查：

（1）当发生急性职业病危害事故时，对遭受或者可能遭受急性职业病危害的作业人员，应及时组织职业健康检查。

（2）从事可能产生职业性传染病作业的作业人员，在疫情流行期或近期密切接触传染源者，应及时开展应急职业健康检查，随时监测疫情动态。

（3）接触职业病危害因素的作业人员在作业过程中出现与所接触职业病危害因素相关的不适症状。

（4）作业人员出现职业中毒症状。

（五）职业健康检查结果处理

企业应当及时将职业健康检查结果及职业健康检查机构的建议，以书面形式如实告知作业人员，并根据职业健康检查报告，采取下列措施：

（1）对有职业禁忌的作业人员，调离或者暂时脱离原工作岗位。

（2）对健康损害可能与所从事的职业相关的作业人员，进行妥善安置。

（3）对需要健康复查的作业人员，按照职业健康检查机构要求的时间安排复查和医学观察。

（4）对疑似职业病病人，按照职业健康检查机构的建议安排其进行医学观察或者职业病诊断。

（5）对存在职业病危害的岗位，立即改善劳动条件，完善职业病防护设施，为作业人员配备符合国家相关标准要求的个体防护用品。

二、职业健康监护档案管理

（一）个人职业健康监护档案

企业应当为每位接触职业病危害的作业人员建立个人职业健康监护档案，并按照有关规定妥善保存。职业健康监护档案包括下列内容：

（1）劳动者姓名、性别、年龄、籍贯、婚姻、文化程度、嗜好等情况。

（2）劳动者职业史、既往史和职业病危害接触史。

（3）历次职业健康检查结果及处理情况。

（4）职业病诊疗等健康资料。

（5）需要存入职业健康监护档案的其他有关资料。

劳动者离开单位时，有权索取本人职业健康监护档案复印件，企业应当如实、无偿提供，并在所提供的复印件上签章。

（二）企业职业健康监护档案

企业应当建立企业的职业健康监护档案，并按照有关规定妥善保存。企业职业健康监护档案内容包括：

（1）企业职业卫生管理组织机构、职责。

（2）企业职业健康监护制度和年度职业健康监护计划。

（3）历次职业健康检查的文书，包括委托协议书、职业健康检查机构的健康检查总结报告和评价报告。

（4）工作场所职业病危害因素监测结果。

（5）职业病诊断证明书和职业病报告卡。

（6）企业对职业病患者、患有职业禁忌证者和已出现职业相关健康损害作业人员的处理和安置记录。

（7）企业在职业健康监护中提供的其他资料和职业健康检查机构记录整理的相关资料。

（8）职业卫生监督管理部门要求的其他资料。

企业要关注流动作业人员的职业健康问题，防止职业危害转嫁，保障流动作业人员的职业健康，杜绝职业健康监护的盲点。

第六节　职业卫生其他管理工作

本节从职业病危害项目申报，职业病防护设施管理，职业卫生培训管理，职业病危害监测、检测与评价，职业病危害事故应急管理等方面对职业卫生其他管理工作进行了概括阐述。

一、职业病危害项目申报

职业病危害项目申报是职业病防治工作的一项基本制度要求，目的在于通过用人单位积极主动地申报存在职业病危害的项目，提高其对职业病防治工作的重视，从而加强职业病危害的治理工作；同时也能使职业卫生监督管理部门掌握其工作场所存在的职业病危害因素的类型、存在环节及其分布情况，为加强职业卫生监管工作，实施有针对性的职业卫生监督检查、评估指导等工作奠定基础。

企业应当按照国家有关职业卫生监督管理部门关于职业病危害项目申报办法的要求，依据《职业病危害因素分类目录》确定工作场所存在的职业病危害因素，将存在的职业病危害项目（如粉尘、噪声、振动、化学毒物、高温等），及时、如实向所在地有关职业卫生监督管理部门进行申报，并接受有关职业卫生监督管理部门的监督检查。

二、职业病防护设施管理

企业应当优先采用有利于防治职业病危害和保护作业人员职业健康的新技术、新工艺、新材料、新设备，逐步替代产生职业病危害的技术、工艺、材料、设备。企业应对可能产生职业病危害的作业场所和设备采取相应的防护措施，如在粉尘作业场所设置除尘设备，对产生高噪声的电机加装隔声罩等。

企业应定期对职业病防护设施、应急救援设施进行维护、检修和保养，定期检测其性能和效果，确保其处于正常状态，不得擅自拆除或者停止使用，不得使用国家明令禁止使用的可能产生职业病危害的设备或者材料。

企业应当建立职业病防护设施台账，包括设备名称、型号、生产厂家名称、主要技术参数、安装部位、安装日期、使用目的、防护效果评价、使用和维修记录、使用人、保管责任人等内容。职业病防护设施台账应有专人负责保管，定期更新。

三、职业卫生培训管理

石材生产企业的主要负责人和职业健康管理人员应当具备与本单位所从事的生产经营活动相适应的职业卫生知识和管理能力，并接受职业卫生培训。企业主要负责人、职业卫生管理人员的职业卫生培训应当包括以下主要内容：

（1）职业病防治的法律、法规、规章和国家相关职业健康标准。

（2）职业病危害预防和控制的基本知识。

（3）职业卫生管理相关知识。

（4）国家有关职业卫生监督管理部门规定的其他内容。

企业应当对作业人员进行上岗前的职业卫生培训和在岗期间的定期的职业卫生培训，普及职业卫生知识，督促作业人员遵守职业病防治的法律、法规、规章、国家职业卫生标准和操作规程，指导劳动者正确使用职业病防护设备和个体防护用品。

企业应当对职业病危害严重岗位的劳动者，进行专门的职业健康培训，经培训合格后方可上岗作业。因变更工艺、技术、设备、材料，或者岗位调整导致作业人员接触的职业病危害因素发生变化的，企业应当重新对作业人员进行上岗前的职业卫生培训。

　　企业应制定年度职业卫生培训计划，并将培训通知、培训教材、培训记录、考试试卷等材料，按照国家有关职业卫生监督管理部门的要求进行存档。

四、职业病危害监测、检测与评价

　　石材生产企业应当实施由专人负责的工作场所职业病危害因素日常监测，确保监测系统处于正常工作状态。同时，按照有关职业卫生监督管理部门的规定，定期对存在职业病危害的工作场所进行危害因素的检测与评价，检测与评价结果应当存入企业职业卫生档案，定期向所在地有关职业卫生监督管理部门报告并向劳动者公开。企业每年至少一次委托具有相应资质的职业卫生技术服务机构进行职业病危害因素的检测与评价，并将检测与评价结果告知作业人员；对于在监测、检测中发现的不符合国家职业卫生标准和职业卫生要求的工作场所，应当立即采取治理措施，确保其符合职业卫生环境和条件要求；仍然达不到标准要求的，必须停止相应的作业，经治理后符合标准要求的，方可重新作业。

　　石材生产企业每三年至少应当进行一次职业病危害现状评价，对职业病危害现状评价报告中提出的建议和措施进行落实，将职业病危害现状评价结果及整改情况存入本单位职业卫生档案，并向所在地有关职业卫生监督管理部门报告。

五、职业病危害事故应急管理

　　企业主要负责人是职业病危害事故应急管理第一责任人，对本单位职业病危害事故应急管理工作全面负责。

　　企业应建立与本单位职业病危害因素分布特点相适应的专（兼）职

职业卫生应急救援队伍或指定专（兼）职应急救援人员，并定期组织应急救援队伍和人员进行训练。

企业应当建立健全职业病危害事故应急救援预案并定期进行应急救援演练。应急救援预案应包括救援组织、机构和人员职责、应急措施、人员撤离路线和疏散方法、事故报告途径和方式、预警设施、应急防护用品及使用指南、医疗救护等内容。

急救站

图3-6　提示标识

对于急救用品或损伤紧急处置用品，通常要放置于急救箱内。急救箱应放置在便于劳动者取用的地点，并有清晰的标识，如图3-6所示。

企业应指定专人负责经常性的维护、检修和保养应急设备设施，定期检测其性能和效果，确保其处于正常状态，不得擅自拆除或者停止使用。

企业发生职业病危害事故时，应当及时向所在地有关职业卫生监督管理部门报告，并采取有效措施，减少或者消除职业病危害因素，防止事故扩大。对遭受或者可能遭受急性职业病危害的劳动者，企业应当及时组织救治，进行健康检查和医学观察，并承担所需费用。

职业病危害事故报告的主要内容包括：

（1）企业基本概况、事故发生的时间、地点、现场情况以及现场已经采取的措施。

（2）事故的简要经过以及事故已经造成或者可能造成的伤亡人数（包括下落不明的人数）和初步估计的直接经济损失。

企业应当妥善保护事故现场以及相关证据，不得破坏事故现场、毁灭相关证据。因抢救人员、防止事故扩大，需要移动事故现场物件的，应当作出标志，绘制现场简图并作出书面记录，妥善保存现场重要痕迹、物证。

第四章　职业病危害个体防护
用品及其选用

本章介绍了各类职业病危害个体防护用品基本功能及其选用的基本原则，从呼吸防护用品、听力防护用品、手部与躯干防护用品等方面，对防护用品的基本功能和选用原则进行了全面阐述。本章共有三节，分别介绍了呼吸防护用品、听力防护用品、手部与躯干防护用品的基本功能和选用原则。

职业病危害个体防护用品是作业人员在劳动中为防御物理、化学、生物等外界因素伤害而穿戴、配备以及涂抹、使用的各种物品的总称。

个体防护用品是保护作业人员身体健康的最后一道防线，防护用品的选择正确与否是关乎作业人员身体健康的大事，必须予以高度重视。本章针对石材生产过程中最重要的职业病危害因素，详细介绍呼吸防护用品、听力防护用品、手部与躯干防护用品的选择、使用和维护方法。

第一节　呼吸防护用品及其选用

本节介绍了吸防护用品的基本功能和选用原则，主要从呼吸防护用品的分类、呼吸防护用品过滤元件的类型级别、防尘面罩的选用与更换、防毒面具的使用要求4个方面进行阐述。

97

一、呼吸防护用品的分类

根据防护原理划分，呼吸防护用品主要分为过滤式和隔绝式两大类。

（一）过滤式呼吸防护用品

过滤式呼吸防护用品是指能把吸入的作业场所空气，通过净化部件的吸附、吸收、催化或过滤等作用，除去其中的有害物质后，作为气源供给作业人员呼吸使用的防护用品。这类呼吸防护用品又分为自吸过滤式和送风过滤式两种。

1. 自吸过滤式呼吸防护用品

自吸过滤式呼吸防护用品是靠佩戴者呼吸克服部件阻力的。自吸过滤式呼吸防护用品的分类与等级划分标准，通常是依据《呼吸防护用品　自吸过滤式防颗粒物呼吸器》（GB 2626—2006）规定的原则来确定。常见有自吸过滤式防尘面罩和过滤式防毒面具。其中，防尘面罩按结构可分为随弃式面罩、可更换式半面罩和全面罩。石材生产企业常用的防尘面罩一般是随弃式面罩和可更换式半面罩。

1）随弃式面罩

随弃式面罩也叫一次性防尘口罩，可分为无呼气阀随弃式面罩和有呼气阀随弃式面罩两种，如图 4－1 和图 4－2 所示。这类面罩没有可更换的

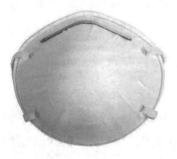
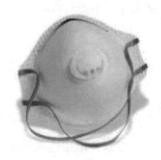

图 4－1　无呼气阀随弃式面罩　　　　图 4－2　有呼气阀随弃式面罩

部件，任何部件损坏或失效时应整体废弃，适合短时间在粉尘环境下使用，不能清洗复用。

2）可更换式半面罩

可更换式半面罩是指有一个或多个可供更换的过滤元件的密合型面罩，如图 4-3 所示。这类面罩的过滤元件、呼气阀及头带都可以更换。过滤元件采用无味、无刺激的高效过滤材料，可以有效地隔滤和吸附极细微的粉尘，并且与人体脸部的密闭性也较好，长时间佩戴对面部压感也较小。

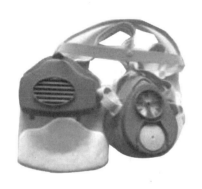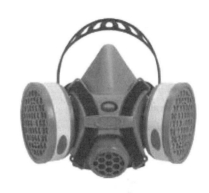

图 4-3　可更换式半面罩

3）过滤式防毒面具

过滤式防毒面具一般由面罩、过滤元件和导气管组成，利用面罩与人面部形成密合空间，依靠佩戴者呼吸克服部件阻力，通过过滤件（滤毒罐）中吸附剂的吸附、吸收和过滤作用对外界有毒、有害气体或蒸气、颗粒物进行净化，如图 4-4 所示。

过滤式防毒面具主要用在石材加工企业的背网、刷胶、补胶等产生化学有害物质的岗位。

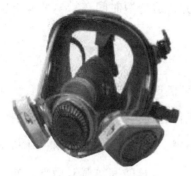

图4-4　防毒面具

2. 送风过滤式呼吸防护用品

送风过滤式呼吸防护用品是靠动力（电动风机或手动风机）克服部件阻力的呼吸防护用品。图4-5所示为电动送风过滤式呼吸防护用品。

（二）隔绝式呼吸防护用品

隔绝式呼吸防护用品是使佩戴者呼吸器官与作业环境隔绝，靠本身携带的气源或者依靠导气管引入作业场所以外的洁净气源的呼吸防护用品，如图4-6所示。此种呼吸防护用品在石材生产企业很少使用，不作详细介绍。

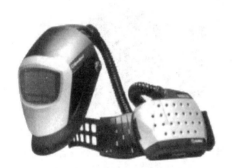

图4-5　电动送风过滤式
呼吸防护用品

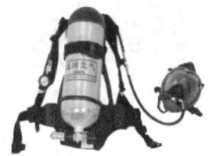

图4-6　自给开路式压缩
空气呼吸器

二、过滤式呼吸防护用品过滤元件的类型级别

（一）防颗粒物呼吸器过滤元件分类分级

防颗粒物呼吸器过滤元件按过滤性能分为KN类和KP类。KN类防颗粒呼吸器适用于过滤非油性颗粒物，KP类防颗粒呼吸器适用于过滤油性

和非油性颗粒物。根据过滤效率水平，表4-1列出了过滤元件的级别。

由于KN类防尘面罩适用于各类粉尘、烟、雾等非油性颗粒物的防护，因此国内石材生产企业常用的就是这个类别。

表4-1　过滤元件的级别

过滤元件类型	面罩类别与型号		
	随弃式面罩	可更换式半面罩	全面罩
KN 类	KN90	KN90	KN95
	KN95	KN95	KN100
	KN100	KN100	
KP 类	KP90	KP90	KP95
	KP95	KP95	KP100
	KP100	KP100	

（二）防毒面具过滤元件分类分级

《呼吸防护　自吸过滤式防毒面具》（GB 2890—2009）按照防毒面具过滤元件防护的气体或蒸气的类别，将防毒面具过滤元件分为七类，详见表4-2。

表4-2　防毒面具过滤元件分类与标色对照表

过滤元件类型	过滤元件防护气体类型	过滤元件标色
A	有机气体或蒸气	褐色
B	无机气体或蒸气	灰色
E	二氧化硫和其他酸性气体或蒸气	黄色
K	氨及氨的有机衍生物	绿色
CO	一氧化碳气体	白色
Hg	汞蒸气	红色
H_2S	硫化氢气体	蓝色

根据石材生产企业背网、黏结、刮胶、补胶、检验修补、防护等作业场所常见的有毒、有害气体或蒸气的种类，所选择的防毒过滤元件类型应为 A 型。

防毒面具过滤元件的级别选用，一般可根据作业时间来选取。具体选用方法按照《呼吸防护　自吸过滤式防毒面具》（GB 2890—2009）的要求进行。

三、防尘面罩的选用与更换

防尘面罩的选择与更换，原则上是参照《呼吸防护用品的选择、使用与维护》（GB/T 18664—2002）推荐的方法来进行的。

（一）防尘面罩的选用

1）粉尘危害因数的测定

首先对工作场所空气中粉尘的浓度进行测定，根据国家有关职业卫生标准规定的容许浓度，计算确定危害因数，然后检测粉尘的分散度和粉尘中游离二氧化硅的含量。危害因数是指空气污染物浓度与国家职业卫生标准规定的容许浓度限值的比值，取整数，其计算式为

$$危害因数 = \frac{空气污染物浓度}{国家职业卫生标准规定浓度} \tag{4-1}$$

2）面罩的选择

根据测定的粉尘危害因数、粉尘分散度和粉尘中游离二氧化硅的含量，选择不同类型和级别的面罩。

《呼吸防护用品的选择、使用与维护》（GB/T 18664—2002）规定，所有自吸过滤式呼吸器半面罩的指定防护因数是 10，所适用工作岗位的粉尘浓度应不超过 10 倍的国家职业卫生标准规定的容许限值浓度（注：防护因数是指一种或一类呼吸防护用品，在适合使用者佩戴且正确使用的前

提下，预期能将空气污染物浓度降低的倍数）。研究表明，直径为 5 μm
以下的颗粒会通过呼吸系统直接进入肺泡内，对肺部造成伤害。粉尘浓度
越高，粉尘中直径小于 5 μm 的颗粒越多，越应选用阻尘效果好的防尘面
罩。如选用 KN95 型、KP95 型或 KN100 型、KP100 型这些型号和级别的
防尘面罩，能够阻挡细小的粉尘。石材生产企业粉尘中游离二氧化硅含量
较高，所有岗位均应选用 KN95 型、KP95 型及其以上型号的防尘面罩。
各类型呼吸器的指定防护因数值见表 4 - 3。

表 4 - 3　各类型呼吸器的指定防护因数值

呼吸防护用品类型	面 罩 类 型	正 压 式	负 压 式
自吸过滤式	半面罩	不适用	10
	全面罩		100
送风过滤式	半面罩	50	不适用
	全面罩	> 200 ~ < 1000	
	开放型面罩	25	
	送气头罩	> 200 ~ < 1000	
供气式	半面罩	50	10
	全面罩	1000	100
	开放型面罩	25	不适用
	送气头罩	1000	
携气式	半面罩	> 1000	10
	全面罩		100

　　对于石材生产企业的大多数作业环境，可依据上述原理选择指定防护
因数大于危害因数的呼吸防护用品。

　　若同时存在一种以上的空气污染物，应分别计算每种空气污染物的危
害因数，取数值最大的作为危害因数。

3）适合性与舒适度的检验

对存在粉尘危害的岗位作业人员进行防尘面罩的适合性检验，检验的方法可依据《呼吸防护用品的选择、使用与维护》（GB/T 18664—2002）中附录 E 提供的方法进行。适合性检验的目的是检查使用者面部与某种型号呼吸防护用品面罩之间的密合性，以确保呼吸防护用品的使用者能够获得身体的有效防护。

粉尘岗位作业人员必须按要求佩戴防尘面罩，口、鼻处要完全与防尘面罩的内壁密合，不能有缝隙，以防粉尘通过口鼻进入肺部。

除考虑作业人员的适合性外，还应考虑作业人员的舒适度，既要有效防止粉尘，又要使作业人员戴上面罩后呼吸不费力，质量要轻，佩戴要方便。

4）佩戴防护用品的培训

企业应对作业人员进行佩戴防护用品培训，使作业人员掌握正确的佩戴方法和保养、维护防护用品的知识。以随弃式防尘面罩为例，随弃式防尘面罩的种类较多，但佩戴方法大致相同。其正确的佩戴方法（图 4 - 7）如下所述：

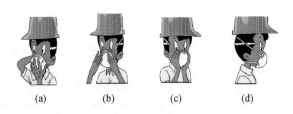

(a)　　　　(b)　　　　(c)　　　　(d)

图 4 - 7　随弃式防尘面罩佩戴方法

（1）佩戴面罩后调整头带或耳带位置。

（2）按自己鼻梁的形状捏紧鼻夹。

（3）气密性检查。一种是正压方法，即用双手捂住面罩边缘用力吹气，如果能感觉面罩微微隆起，说明密封良好。另一种是负压方法，即用双手捂住面罩边缘用力吸气，如面罩有塌陷感，说明密封良好。如如果密封情况不好，可重新调整面罩佩戴位置或调节鼻夹直至密封良好后才能进入工作场所。

石材加工企业各岗位推荐选用的防尘面罩类型见表4-4。

表4-4　石材加工企业各岗位推荐选用的防尘面罩类型

类　别	岗位名称	面罩类型	备　注
平板加工	定厚、对剖、粗磨、异型打磨、切边、再加工等	KN95型及以上	半面罩或全面罩
异型加工	加工成型、切边等	KN95型及以上	半面罩或全面罩
雕刻加工	雕刻造型等	KN95型及以上	半面罩或全面罩
深加工	手工或机加工磨光、抛光	KN95型及以上	半面罩或全面罩
接触化学试剂	背网、黏结、刮胶、补胶、检验修补、防护等	防毒面具	过滤件类型可选用普通A型；过滤件级别可根据作业时间选取

（二）防尘面罩的更换

防尘面罩在使用过程中会将空气中的粗细粉尘过滤下来。粉尘浓度越高，面罩使用时间越长，面罩上累积的粉尘量就越大，过滤效率有可能会提高，但透气性也会下降。所以，粉尘浓度高低是决定更换周期的首要因素。

某劳动防护用品机构在对国内几个常见产品（KN90型防尘面罩、KN90型单罐防尘半面罩、KN95型单罐防尘半面罩等产品）进行气流阻力的测试时发现，在20 mg/m³ 粉尘浓度下，一些产品的使用时间不超过24 h，个别不到12 h。

当防尘面罩的任何部件出现破损、断裂和丢失（如鼻夹、鼻夹垫）

以及明显感觉呼吸阻力增加时，应及时更换。面罩的更换视实际情况而定，如果出现破损，或呼吸阻力加大，就应当更换。

1）随弃式防尘面罩

随弃式防尘面罩满足下列条件时应当更换：

（1）设计使用寿命为 1 个工作班。

（2）当面罩内部有脏污时。

（3）破损时，如头带弹力松弛、鼻夹及鼻夹垫断裂等。

（4）当使用者自己感觉阻力明显增加时。

2）可更换式防尘面罩

可更换式防尘面罩满足下列条件时应当更换：

（1）当使用者感觉阻力明显增加时。

（2）部件部分损坏时。

可更换式防尘面罩需要经常维护，每天清洁。

四、防毒面具的使用要求

石材生产企业的化学毒物主要来源于石材加工企业的背网、刷胶、补胶、黏结、防护等使用胶粘剂、防护剂的工作场所，以及在人造合成石生产企业的配料、加热固化过程中使用的胶粘剂、固化剂的工作场所。

化学毒物的防护主要是为作业人员配备防毒面具，此外防毒手套的配备也是必不可少的。防毒面具在使用过程中应注意以下几个方面：

（1）使用者应进行过防毒面具的结构、性能、维护和故障处理等知识的学习，实际操作合格后，方可使用。

（2）根据接触毒物和头型选择不同类型和大小的面具。

（3）用前检查面具的气密性：戴好头罩后，用手堵住滤毒罐进口，用力吸气，感到"窒息"时，可认为气密性基本良好，否则不可使用。

（4）使用时要防止滤毒罐底部的进气孔和头罩呼气阀被外来物料堵塞。

（5）如在巡岗、检修时突然遇到意外事故发生，又无法脱离此环境，应立即屏住呼吸，迅速取出头罩带上，先打开进气孔，然后猛呼出体内余气。

有关研究证明，粉尘危害是可控的，尘肺病也是可防的，其中使用呼吸防护用品是最重要最有效的预防措施之一，也是普遍被广大作业人员所接受的。但要解决我国目前普遍存在的粉尘危害，最优先选择的措施仍然是采取有效的工程控制和防护设施，并在此基础上科学合理地使用呼吸防护用品。

第二节　听力防护用品及其选用

本节介绍了听力防护用品的基本功能和选用原则，主要从有关听力防护用品的规定、听力防护用品的选择、听力防护用品的正确佩戴等三个方面进行阐述。

一、有关听力防护用品的规定

在考虑工程降噪措施时，由于噪声源的治理受到现有生产工艺、技术和设备的种种限制，往往是对产生的高噪声采取隔声、吸声和减振等措施进行降噪，但又常常难以达到职业卫生标准要求，而且造价也很高。《工业企业职工听力保护规范》（简称《规范》）规定，当工作场所中噪声的 8 h 等效 A 声级超过 85 dB（A）时，应给职工配备有效的听力防护用品保护听力。《规范》要求，选择防护用品之前应检测现有工作场所的噪声水平，工作场所噪声职业接触限值标准见表 1 - 5。如果接触噪声时间不足

8 h，应根据实际接触噪声的时间和测量的等效声级，按照表 1 – 6 规定的工作场所噪声等效声级接触限值标准，遵循接触时间减半，噪声接触允许增加 3 dB(A) 的原则，确定工作场所噪声超标值。另外，《规范》还规定，降噪耳罩的实际降噪值必须高于噪声的超标值。

二、听力防护用品的选择

听力防护用品一般分为耳罩（图 4 – 8）和耳塞（图 4 – 9）两大类。《规范》规定了降噪耳罩实际降噪值的计算方法，具体是：先将降噪耳罩上标出的降噪值，换算成《佩戴护耳器时有效 A 计权声级的评价》(ISO 4869 – 2) 所定义的护耳器单值噪声降低数 (SNR)，再乘以 0.6，得出实际降噪值（之所以要乘以 0.6，是考虑到降噪耳罩标出的降噪值是在实验室条件下取得的，而作业人员实际佩戴时间长，每个人佩戴的方法也有不同，实际的降噪效果会降低一些）。然后将计算出的实际降噪值与工作场所噪声的超标值进行比较，选取合适的听力防护用品。

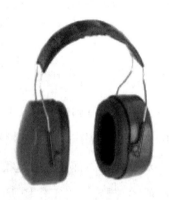
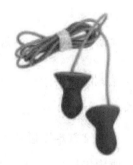

图 4 – 8　耳罩　　　　　　　　图 4 – 9　耳塞

选择听力防护用品应确保佩戴防护用品后的实际噪声声级不能高于国

家职业卫生标准。但在选择时，一般认为，使用防护用品后实际接触的噪声在 75～80 dB（A）之间效果最佳，如图 4-10 所示。

除根据噪声声级选择听力防护用品外，还要考虑作业特点和使用者的特殊要求。《规范》规定，应向作业人员提供三种样式的听力防护用品供其

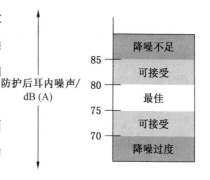

图 4-10　降噪效果

选择。选择之前，应首先了解各类防护用品的优缺点（表 4-5）。选择时应明确，哪些特性才是真正需要的。几种常用的听力防护用品的防护效果见表 4-6。

表4-5　各类听力防护用品的优缺点

分类	优　点	缺　点
耳塞	体积小，容易携带、存放；在热环境中佩戴比耳罩舒适，不妨碍其他安全用具的使用；比耳罩价格低	容易遗失；吃饭、喝水或说话时，因颚骨运动，耳塞有慢慢向外移动的可能；佩戴方法比耳罩复杂；外形小，远距离监察比较困难；在耳部患有感染或疾病时，不适用
耳罩	佩戴方法简单，易取得舒适效果；容易远距离监察；佩戴位置比较稳定	体积大，有一定重量；夏天佩戴比较热，有可能妨碍其他安全用具的使用，如安全帽、防护眼镜等；价格较高

表4-6　几种常用的听力防护用品的防护效果

序号	类　型	隔声量/dB（A）
1	棉花	5～10
2	棉花涂蜡	10～20
3	伞形耳塞	15～30
4	柱形耳塞	20～30
5	耳罩	20～40
6	防声头盔	30～50

三、听力防护用品的正确佩戴

（一）耳塞的佩戴方法

耳塞主要有硅胶耳塞和发泡耳塞两种。

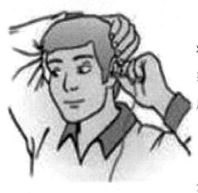

图4-11　硅胶耳塞佩戴示意图

1. 硅胶耳塞的佩戴方法

把手洗净，一只手从头后部绕过，将外耳向后上方提起，另一只手将耳塞缓慢地旋转塞入耳中，如图4-11所示。

2. 发泡耳塞的佩戴方法

（1）把手洗净，将耳塞的圆头部分搓细。

（2）一只手从头后部绕过，将外耳向后上方提起，另一只手将捏细的耳塞圆头部分缓慢旋转塞入耳中。

（3）轻扶耳塞直至耳塞完全膨胀定型。

（4）检查耳塞是否佩戴正确：捂住耳朵，佩戴正确时无法听到风声。

（5）拉出：用完后取出耳塞时，将耳塞轻轻地旋转拉出。

图4-12a显示的是发泡耳塞不正确的佩戴方式，图4-12b显示的是发泡耳塞较好的佩戴方式，图4-12c显示的是发泡耳塞最好的佩戴方式。

（二）耳罩的佩戴方法

耳罩根据佩戴方式的不同可分为头带式、配帽式、颈带式和折叠式4种类型。下面介绍头带式和配帽式两种常见耳罩的佩戴方法。

1. 头带式耳罩的佩戴方法

向外拉开耳罩并跨过头部上方，将罩杯盖在双耳上，使耳罩的软垫完

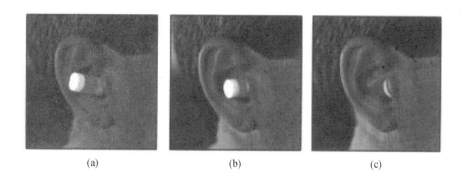

(a)　　　　　　　　(b)　　　　　　　　(c)

图 4-12　发泡耳塞佩戴示意图

全罩住耳部并紧密贴合头部。调节头带的同时，上下调整耳罩罩杯的位置，使头带与头顶部形成稳固和舒适的配合。头带应佩戴在头顶正上方。

2. 配帽式耳罩的佩戴方法

将耳罩上的插件对准安全帽上的标准附件插槽插入，固定在正确的位置（图 4-13a）。使用时，将两边金属带向内推进，直到两边都发出"咔"的声音，则表示耳罩已经从"准备"位置（图 4-13c）转换到"使用"位置（图 4-13b）。当耳罩处于"使用"位置时，无论是罩杯或金属带都不应与安全帽的边缘或内层接触，否则可能导致泄漏。图 4-13d 是耳罩的存放位置。

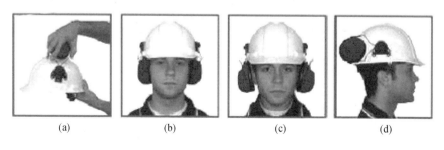

(a)　　　　　(b)　　　　　(c)　　　　　(d)

图 4-13　配帽式耳罩佩戴示意图

为了取得最佳的防护效果，耳罩的软垫应该紧密地贴合头部，任何影响佩戴紧密度的物体，如耳边的头发（尽量往后拨头发）、厚的或是不紧贴头部的眼镜架、放在耳朵上的铅笔及帽子等，都会使耳罩佩戴不紧进而降低防护性能。不要弯折及改变金属带的形状，因为这将使金属带松弛，导致声音泄漏。

3. 耳罩的维护和保存

（1）可用肥皂和温水擦洗耳罩外表面，不能将整个耳罩浸入水中。

（2）不要将耳罩存放在温度高于 55 ℃ 的地方，如放在挡风玻璃或者窗户后面。

（3）耳罩可能会被某些化学物质损坏。

（4）耳罩需定期检查有无开裂或者坏损现象，并适时更换配件。耳罩的扣合式软垫和吸声泡棉可进行更换。为了保证良好的降噪效果、卫生和舒适性，建议每年更换两次。

（5）该产品包括金属部件，有可能会增加电气方面的潜在危险。

第三节　手部与躯干防护用品及其选用

本节介绍了手部与躯干防护用品的基本功能和选用原则，主要从手部防护用品及其选用（包括防振手套的一般要求，防振手套的种类与选用），以及躯干防护用品及其选用等两方面进行阐述。

一、手部防护用品及其选用

石材生产企业涉及的手部防护用品主要有防振手套、化学防护手套及耐高温阻燃手套等。手部防护用品的选择和使用可依据《手部防护　防护手套的选择、使用和维护指南》（GB/T 29512—2013）的规定进行。本节主要对防振手套进行介绍。

（一）防振手套的一般要求

防振手套产品应符合《防振手套一般技术条件》（LD 2—1991）的规定：

（1）防振结构层厚度不得超过 7 mm。

（2）改良型防振手套的性能应符合表 4-7 中的要求。

表4-7　防振手套的防振性能

试验频率/Hz	衰减值/dB（A）
63	>6
125	>10
250	>10

（二）防振手套的种类与选用

1. 防振手套的种类

1）橡胶管式防振手套

橡胶管式防振手套在指和掌的每个关节之间，设置有固定的天然橡胶制作的橡胶管，它具有吸收振动和能够弯曲的优势，并且具有隔热性和耐热性，所以被广泛使用。图 4-14 所示的防振手套，手掌部材质为牛皮，手甲部材质为人造皮革，防振材料为橡胶管。

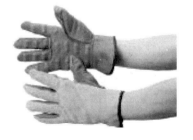

图4-14　橡胶管式防振手套

2）海绵式防振手套

海绵式防振手套（图4-15）在手掌部安装有海绵，如果海绵达到一定厚度，则能提高吸收振动的效果。但若海绵太厚的话，弯曲部分的抵抗

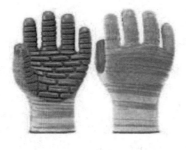

图4－15 海绵式防振手套

力就会增大，从而妨碍操作。

3）气眼式防振手套

气眼式防振手套的质量很小，工作性能很好，如果外力影响面损坏的话，其吸收振动的性能就会降低，不适合破坏性大的工作。

4）气眼与海绵共享式防振手套

因为气眼在外力的作用下容易损坏，加上海绵就能有效地防止这种情况，且吸收振动性能高、容易使用。

5）装入空气式防振手套

装入空气式防振手套是用专业的气泵向手套内装入空气，其性能非常优越。但空气太满的话，会很容易破裂。空气装到七成满时是最好的。

6）棉罩手套

棉罩手套在使用时，即使两只重叠在一起，被压缩后，反弹性也很小，吸收振动的效果也很小，得不到预期的效果。

2. 防振手套的选用

石材生产企业应根据岗位的性质为作业人员选用不同的防振手套，当手套的手掌部分磨断、破损或漏出防振材料时，应为作业人员更换新产品。在选择手套尺寸时，要选择大一号的和稍宽松的手套。

（三）化学品防护手套的选用

企业还应为接触化学毒物的作业人员配备防护手套，如背网、刷胶、补胶、黏结、防护等岗位的作业人员配备化学毒物防护手套。企业在选择化学毒物防护手套时，需把化学毒物的成分、浓度和接触方式与防护手套的材料和整体结构的抗穿透和抗渗透性能结合在一起考虑，以确保其符合

114

作业安全的要求。图4-16所示为化学品防护
手套。

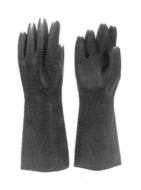

图4-16　化学品防护手套

二、躯干防护用品及其选用

躯干防护用品主要是针对石材生产企业存在的高温所采取的防护措施。高温主要产生于石材矿山开采中使用火焰切割机、石材表面加工中的火烧加工及人造合成石生产中的加热固化等工作场所。

火焰切割机在我国的石材矿山开采中使用的比较少，石材表面的火烧加工，只有在客户有要求时才进行。石材生产企业可根据实际需要为作业人员配备必要的个体职业病危害防护用品。

（一）躯干热防护服的选用

躯干热防护服主要有白帆布防热服、石棉防热服和铝膜布防热服。

白帆布防热服用于工作场所中一般性热辐射的防护。

由于石棉对人体有害，目前已经很少使用石棉防热服。

铝膜布防热服采用抗氧化铝箔黏结复合法、表面喷涂铝粉法或薄膜真空镀铝的铝膜复合法等技术，在阻燃纯棉织物上增加反射辐射热的能力。这种防热服对热反射效率高，内有隔热里衬，接近300 ℃高温时可持续达1 h，500 ℃高温可持续达30 min，在温度800 ℃时距离热源1.75 m可持续达2 min，并可瞬间接近1000 ℃高温。图4-17所示为铝膜布防热服。

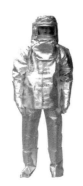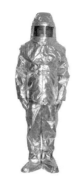

图4-17　铝膜布防热服

（二）防高温手套、头罩和脚盖、防护

115

鞋的选用

　　企业应为高温作业岗位人员配备防高温手套、头罩和脚盖、防护鞋等防护用品（图4-18至图4-21），必要时还应当配备适当的屏蔽或深色墨镜。

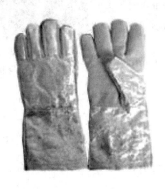 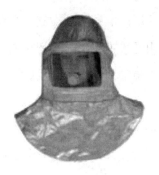

图4-18　防高温手套　　　　　　图4-19　防高温头罩

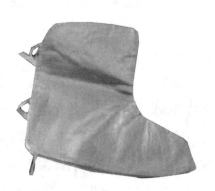 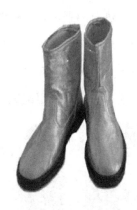

图4-20　防高温脚盖　　　　　　图4-21　耐高温防护鞋

116

附录一 中华人民共和国职业病
防　治　法

（2001 年 10 月 27 日第九届全国人民代表大会常务委员会第二十四次
会议通过　根据 2011 年 12 月 31 日第十一届全国人民代表大会常务委员
会第二十四次会议《关于修改〈中华人民共和国职业病防治法〉的决定》
第一次修正　根据 2016 年 7 月 2 日第十二届全国人民代表大会常务委员
会第二十一次会议《关于修改〈中华人民共和国节约能源法〉等六部法
律的决定》第二次修正　根据 2017 年 11 月 4 日第十二届全国人民代表大
会常务委员会第三十次会议《关于修改〈中华人民共和国会计法〉等十
一部法律的决定》第三次修正　根据 2018 年 12 月 29 日第十三届全国人
民代表大会常务委员会第七次会议《关于修改〈中华人民共和国劳动法〉
等七部法律的决定》第四次修正）

目　　　录

第一章 总 则

第一条 为了预防、控制和消除职业病危害，防治职业病，保护劳动者健康及其相关权益，促进经济社会发展，根据宪法，制定本法。

第二条 本法适用于中华人民共和国领域内的职业病防治活动。

本法所称职业病，是指企业、事业单位和个体经济组织等用人单位的劳动者在职业活动中，因接触粉尘、放射性物质和其他有毒、有害因素而引起的疾病。

职业病的分类和目录由国务院卫生行政部门会同国务院劳动保障行政部门制定、调整并公布。

第三条 职业病防治工作坚持预防为主、防治结合的方针，建立用人单位负责、行政机关监管、行业自律、职工参与和社会监督的机制，实行分类管理、综合治理。

第四条 劳动者依法享有职业卫生保护的权利。

用人单位应当为劳动者创造符合国家职业卫生标准和卫生要求的工作环境和条件，并采取措施保障劳动者获得职业卫生保护。

工会组织依法对职业病防治工作进行监督，维护劳动者的合法权益。用人单位制定或者修改有关职业病防治的规章制度，应当听取工会组织的意见。

第五条 用人单位应当建立、健全职业病防治责任制，加强对职业病防治的管理，提高职业病防治水平，对本单位产生的职业病危害承担责任。

第六条 用人单位的主要负责人对本单位的职业病防治工作全面负责。

第七条 用人单位必须依法参加工伤保险。

国务院和县级以上地方人民政府劳动保障行政部门应当加强对工伤保险的监督管理，确保劳动者依法享受工伤保险待遇。

第八条　国家鼓励和支持研制、开发、推广、应用有利于职业病防治和保护劳动者健康的新技术、新工艺、新设备、新材料，加强对职业病的机理和发生规律的基础研究，提高职业病防治科学技术水平；积极采用有效的职业病防治技术、工艺、设备、材料；限制使用或者淘汰职业病危害严重的技术、工艺、设备、材料。

国家鼓励和支持职业病医疗康复机构的建设。

第九条　国家实行职业卫生监督制度。

国务院卫生行政部门、劳动保障行政部门依照本法和国务院确定的职责，负责全国职业病防治的监督管理工作。国务院有关部门在各自的职责范围内负责职业病防治的有关监督管理工作。

县级以上地方人民政府卫生行政部门、劳动保障行政部门依据各自职责，负责本行政区域内职业病防治的监督管理工作。县级以上地方人民政府有关部门在各自的职责范围内负责职业病防治的有关监督管理工作。

县级以上人民政府卫生行政部门、劳动保障行政部门（以下统称职业卫生监督管理部门）应当加强沟通，密切配合，按照各自职责分工，依法行使职权，承担责任。

第十条　国务院和县级以上地方人民政府应当制定职业病防治规划，将其纳入国民经济和社会发展计划，并组织实施。

县级以上地方人民政府统一负责、领导、组织、协调本行政区域的职业病防治工作，建立健全职业病防治工作体制、机制，统一领导、指挥职业卫生突发事件应对工作；加强职业病防治能力建设和服务体系建设，完善、落实职业病防治工作责任制。

乡、民族乡、镇的人民政府应当认真执行本法，支持职业卫生监督管理部门依法履行职责。

第十一条　县级以上人民政府职业卫生监督管理部门应当加强对职业病防治的宣传教育，普及职业病防治的知识，增强用人单位的职业病防治观念，提高劳动者的职业健康意识、自我保护意识和行使职业卫生保护权利的能力。

第十二条　有关防治职业病的国家职业卫生标准，由国务院卫生行政部门组织制定并公布。

国务院卫生行政部门应当组织开展重点职业病监测和专项调查，对职业健康风险进行评估，为制定职业卫生标准和职业病防治政策提供科学依据。

县级以上地方人民政府卫生行政部门应当定期对本行政区域的职业病防治情况进行统计和调查分析。

第十三条　任何单位和个人有权对违反本法的行为进行检举和控告。有关部门收到相关的检举和控告后，应当及时处理。

对防治职业病成绩显著的单位和个人，给予奖励。

第二章　前　期　预　防

第十四条　用人单位应当依照法律、法规要求，严格遵守国家职业卫生标准，落实职业病预防措施，从源头上控制和消除职业病危害。

第十五条　产生职业病危害的用人单位的设立除应当符合法律、行政法规规定的设立条件外，其工作场所还应当符合下列职业卫生要求：

（一）职业病危害因素的强度或者浓度符合国家职业卫生标准；

（二）有与职业病危害防护相适应的设施；

（三）生产布局合理，符合有害与无害作业分开的原则；

（四）有配套的更衣间、洗浴间、孕妇休息间等卫生设施；

（五）设备、工具、用具等设施符合保护劳动者生理、心理健康的要求；

（六）法律、行政法规和国务院卫生行政部门关于保护劳动者健康的其他要求。

第十六条 国家建立职业病危害项目申报制度。

用人单位工作场所存在职业病目录所列职业病的危害因素的，应当及时、如实向所在地卫生行政部门申报危害项目，接受监督。

职业病危害因素分类目录由国务院卫生行政部门制定、调整并公布。职业病危害项目申报的具体办法由国务院卫生行政部门制定。

第十七条 新建、扩建、改建建设项目和技术改造、技术引进项目（以下统称建设项目）可能产生职业病危害的，建设单位在可行性论证阶段应当进行职业病危害预评价。

医疗机构建设项目可能产生放射性职业病危害的，建设单位应当向卫生行政部门提交放射性职业病危害预评价报告。卫生行政部门应当自收到预评价报告之日起三十日内，作出审核决定并书面通知建设单位。未提交预评价报告或者预评价报告未经卫生行政部门审核同意的，不得开工建设。

职业病危害预评价报告应当对建设项目可能产生的职业病危害因素及其对工作场所和劳动者健康的影响作出评价，确定危害类别和职业病防护措施。

建设项目职业病危害分类管理办法由国务院卫生行政部门制定。

第十八条 建设项目的职业病防护设施所需费用应当纳入建设项目工程预算，并与主体工程同时设计，同时施工，同时投入生产和使用。

建设项目的职业病防护设施设计应当符合国家职业卫生标准和卫生要求；其中，医疗机构放射性职业病危害严重的建设项目的防护设施设计，应当经卫生行政部门审查同意后,方可施工。

建设项目在竣工验收前,建设单位应当进行职业病危害控制效果评价。

医疗机构可能产生放射性职业病危害的建设项目竣工验收时,其放射性职业病防护设施经卫生行政部门验收合格后,方可投入使用;其他建设项目的职业病防护设施应当由建设单位负责依法组织验收,验收合格后,方可投入生产和使用。卫生行政部门应当加强对建设单位组织的验收活动和验收结果的监督核查。

第十九条　国家对从事放射性、高毒、高危粉尘等作业实行特殊管理。具体管理办法由国务院制定。

第三章　劳动过程中的防护与管理

第二十条　用人单位应当采取下列职业病防治管理措施:

(一)设置或者指定职业卫生管理机构或者组织,配备专职或者兼职的职业卫生管理人员,负责本单位的职业病防治工作;

(二)制定职业病防治计划和实施方案;

(三)建立、健全职业卫生管理制度和操作规程;

(四)建立、健全职业卫生档案和劳动者健康监护档案;

(五)建立、健全工作场所职业病危害因素监测及评价制度;

(六)建立、健全职业病危害事故应急救援预案。

第二十一条　用人单位应当保障职业病防治所需的资金投入,不得挤占、挪用,并对因资金投入不足导致的后果承担责任。

第二十二条　用人单位必须采用有效的职业病防护设施,并为劳动者提供个人使用的职业病防护用品。

用人单位为劳动者个人提供的职业病防护用品必须符合防治职业病的要求;不符合要求的,不得使用。

第二十三条　用人单位应当优先采用有利于防治职业病和保护劳动者健康的新技术、新工艺、新设备、新材料，逐步替代职业病危害严重的技术、工艺、设备、材料。

第二十四条　产生职业病危害的用人单位，应当在醒目位置设置公告栏，公布有关职业病防治的规章制度、操作规程、职业病危害事故应急救援措施和工作场所职业病危害因素检测结果。

对产生严重职业病危害的作业岗位，应当在其醒目位置，设置警示标识和中文警示说明。警示说明应当载明产生职业病危害的种类、后果、预防以及应急救治措施等内容。

第二十五条　对可能发生急性职业损伤的有毒、有害工作场所，用人单位应当设置报警装置，配置现场急救用品、冲洗设备、应急撤离通道和必要的泄险区。

对放射工作场所和放射性同位素的运输、贮存，用人单位必须配置防护设备和报警装置，保证接触放射线的工作人员佩戴个人剂量计。

对职业病防护设备、应急救援设施和个人使用的职业病防护用品，用人单位应当进行经常性的维护、检修，定期检测其性能和效果，确保其处于正常状态，不得擅自拆除或者停止使用。

第二十六条　用人单位应当实施由专人负责的职业病危害因素日常监测，并确保监测系统处于正常运行状态。

用人单位应当按照国务院卫生行政部门的规定，定期对工作场所进行职业病危害因素检测、评价。检测、评价结果存入用人单位职业卫生档案，定期向所在地卫生行政部门报告并向劳动者公布。

职业病危害因素检测、评价由依法设立的取得国务院卫生行政部门或者设区的市级以上地方人民政府卫生行政部门按照职责分工给予资质认可的职业卫生技术服务机构进行。职业卫生技术服务机构所作检测、评价应当客观、真实。

发现工作场所职业病危害因素不符合国家职业卫生标准和卫生要求时，用人单位应当立即采取相应治理措施，仍然达不到国家职业卫生标准和卫生要求的，必须停止存在职业病危害因素的作业；职业病危害因素经治理后，符合国家职业卫生标准和卫生要求的，方可重新作业。

第二十七条　职业卫生技术服务机构依法从事职业病危害因素检测、评价工作，接受卫生行政部门的监督检查。卫生行政部门应当依法履行监督职责。

第二十八条　向用人单位提供可能产生职业病危害的设备的，应当提供中文说明书，并在设备的醒目位置设置警示标识和中文警示说明。警示说明应当载明设备性能、可能产生的职业病危害、安全操作和维护注意事项、职业病防护以及应急救治措施等内容。

第二十九条　向用人单位提供可能产生职业病危害的化学品、放射性同位素和含有放射性物质的材料的，应当提供中文说明书。说明书应当载明产品特性、主要成份、存在的有害因素、可能产生的危害后果、安全使用注意事项、职业病防护以及应急救治措施等内容。产品包装应当有醒目的警示标识和中文警示说明。贮存上述材料的场所应当在规定的部位设置危险物品标识或者放射性警示标识。

国内首次使用或者首次进口与职业病危害有关的化学材料，使用单位或者进口单位按照国家规定经国务院有关部门批准后，应当向国务院卫生行政部门报送该化学材料的毒性鉴定以及经有关部门登记注册或者批准进口的文件等资料。

进口放射性同位素、射线装置和含有放射性物质的物品的，按照国家有关规定办理。

第三十条　任何单位和个人不得生产、经营、进口和使用国家明令禁止使用的可能产生职业病危害的设备或者材料。

第三十一条　任何单位和个人不得将产生职业病危害的作业转移给不具备职业病防护条件的单位和个人。不具备职业病防护条件的单位和个人不得接受产生职业病危害的作业。

第三十二条　用人单位对采用的技术、工艺、设备、材料，应当知悉其产生的职业病危害，对有职业病危害的技术、工艺、设备、材料隐瞒其危害而采用的，对所造成的职业病危害后果承担责任。

第三十三条　用人单位与劳动者订立劳动合同（含聘用合同，下同）时，应当将工作过程中可能产生的职业病危害及其后果、职业病防护措施和待遇等如实告知劳动者，并在劳动合同中写明，不得隐瞒或者欺骗。

劳动者在已订立劳动合同期间因工作岗位或者工作内容变更，从事与所订立劳动合同中未告知的存在职业病危害的作业时，用人单位应当依照前款规定，向劳动者履行如实告知的义务，并协商变更原劳动合同相关条款。

用人单位违反前两款规定的，劳动者有权拒绝从事存在职业病危害的作业，用人单位不得因此解除与劳动者所订立的劳动合同。

第三十四条　用人单位的主要负责人和职业卫生管理人员应当接受职业卫生培训，遵守职业病防治法律、法规，依法组织本单位的职业病防治工作。

用人单位应当对劳动者进行上岗前的职业卫生培训和在岗期间的定期职业卫生培训，普及职业卫生知识，督促劳动者遵守职业病防治法律、法规、规章和操作规程，指导劳动者正确使用职业病防护设备和个人使用的职业病防护用品。

劳动者应当学习和掌握相关的职业卫生知识，增强职业病防范意识，遵守职业病防治法律、法规、规章和操作规程，正确使用、维护职业病防护设备和个人使用的职业病防护用品，发现职业病危害事故隐患应当及时报告。

劳动者不履行前款规定义务的，用人单位应当对其进行教育。

第三十五条　对从事接触职业病危害的作业的劳动者，用人单位应当按照国务院卫生行政部门的规定组织上岗前、在岗期间和离岗时的职业健康检查，并将检查结果书面告知劳动者。职业健康检查费用由用人单位承担。

用人单位不得安排未经上岗前职业健康检查的劳动者从事接触职业病危害的作业；不得安排有职业禁忌的劳动者从事其所禁忌的作业；对在职业健康检查中发现有与所从事的职业相关的健康损害的劳动者，应当调离原工作岗位，并妥善安置；对未进行离岗前职业健康检查的劳动者不得解除或者终止与其订立的劳动合同。

职业健康检查应当由取得《医疗机构执业许可证》的医疗卫生机构承担。卫生行政部门应当加强对职业健康检查工作的规范管理，具体管理办法由国务院卫生行政部门制定。

第三十六条　用人单位应当为劳动者建立职业健康监护档案，并按照规定的期限妥善保存。

职业健康监护档案应当包括劳动者的职业史、职业病危害接触史、职业健康检查结果和职业病诊疗等有关个人健康资料。

劳动者离开用人单位时，有权索取本人职业健康监护档案复印件，用人单位应当如实、无偿提供，并在所提供的复印件上签章。

第三十七条　发生或者可能发生急性职业病危害事故时，用人单位应当立即采取应急救援和控制措施，并及时报告所在地卫生行政部门和有关部门。卫生行政部门接到报告后，应当及时会同有关部门组织调查处理；必要时，可以采取临时控制措施。卫生行政部门应当组织做好医疗救治工作。

对遭受或者可能遭受急性职业病危害的劳动者，用人单位应当及时组织救治、进行健康检查和医学观察，所需费用由用人单位承担。

第三十八条　用人单位不得安排未成年工从事接触职业病危害的作业；不得安排孕期、哺乳期的女职工从事对本人和胎儿、婴儿有危害的作业。

第三十九条　劳动者享有下列职业卫生保护权利：

（一）获得职业卫生教育、培训；

（二）获得职业健康检查、职业病诊疗、康复等职业病防治服务；

（三）了解工作场所产生或者可能产生的职业病危害因素、危害后果和应当采取的职业病防护措施；

（四）要求用人单位提供符合防治职业病要求的职业病防护设施和个人使用的职业病防护用品，改善工作条件；

（五）对违反职业病防治法律、法规以及危及生命健康的行为提出批评、检举和控告；

（六）拒绝违章指挥和强令进行没有职业病防护措施的作业；

（七）参与用人单位职业卫生工作的民主管理，对职业病防治工作提出意见和建议。

用人单位应当保障劳动者行使前款所列权利。因劳动者依法行使正当权利而降低其工资、福利等待遇或者解除、终止与其订立的劳动合同的，其行为无效。

第四十条　工会组织应当督促并协助用人单位开展职业卫生宣传教育和培训，有权对用人单位的职业病防治工作提出意见和建议，依法代表劳动者与用人单位签订劳动安全卫生专项集体合同，与用人单位就劳动者反映的有关职业病防治的问题进行协调并督促解决。

工会组织对用人单位违反职业病防治法律、法规，侵犯劳动者合法权益的行为，有权要求纠正；产生严重职业病危害时，有权要求采取防护措施，或者向政府有关部门建议采取强制性措施；发生职业病危害事故时，有权参与事故调查处理；发现危及劳动者生命健康的情形时，有权向用人单位建议组织劳动者撤离危险现场，用人单位应当立即作出处理。

第四十一条　用人单位按照职业病防治要求，用于预防和治理职业病危害、工作场所卫生检测、健康监护和职业卫生培训等费用，按照国家有关规定，在生产成本中据实列支。

第四十二条　职业卫生监督管理部门应当按照职责分工，加强对用人单位落实职业病防护管理措施情况的监督检查，依法行使职权，承担责任。

第四章　职业病诊断与职业病病人保障

第四十三条　职业病诊断应当由取得《医疗机构执业许可证》的医疗卫生机构承担。卫生行政部门应当加强对职业病诊断工作的规范管理，具体管理办法由国务院卫生行政部门制定。

承担职业病诊断的医疗卫生机构还应当具备下列条件：

（一）具有与开展职业病诊断相适应的医疗卫生技术人员；

（二）具有与开展职业病诊断相适应的仪器、设备；

（三）具有健全的职业病诊断质量管理制度。

承担职业病诊断的医疗卫生机构不得拒绝劳动者进行职业病诊断的要求。

第四十四条　劳动者可以在用人单位所在地、本人户籍所在地或者经常居住地依法承担职业病诊断的医疗卫生机构进行职业病诊断。

第四十五条　职业病诊断标准和职业病诊断、鉴定办法由国务院卫生行政部门制定。职业病伤残等级的鉴定办法由国务院劳动保障行政部门会同国务院卫生行政部门制定。

第四十六条　职业病诊断，应当综合分析下列因素：

（一）病人的职业史；

（二）职业病危害接触史和工作场所职业病危害因素情况；

（三）临床表现以及辅助检查结果等。

没有证据否定职业病危害因素与病人临床表现之间的必然联系的，应当诊断为职业病。

职业病诊断证明书应当由参与诊断的取得职业病诊断资格的执业医师签署，并经承担职业病诊断的医疗卫生机构审核盖章。

第四十七条　用人单位应当如实提供职业病诊断、鉴定所需的劳动者职业史和职业病危害接触史、工作场所职业病危害因素检测结果等资料；卫生行政部门应当监督检查和督促用人单位提供上述资料；劳动者和有关机构也应当提供与职业病诊断、鉴定有关的资料。

职业病诊断、鉴定机构需要了解工作场所职业病危害因素情况时，可以对工作场所进行现场调查，也可以向卫生行政部门提出，卫生行政部门应当在十日内组织现场调查。用人单位不得拒绝、阻挠。

第四十八条　职业病诊断、鉴定过程中，用人单位不提供工作场所职业病危害因素检测结果等资料的，诊断、鉴定机构应当结合劳动者的临床表现、辅助检查结果和劳动者的职业史、职业病危害接触史，并参考劳动者的自述、卫生行政部门提供的日常监督检查信息等，作出职业病诊断、鉴定结论。

劳动者对用人单位提供的工作场所职业病危害因素检测结果等资料有异议，或者因劳动者的用人单位解散、破产，无用人单位提供上述资料的，诊断、鉴定机构应当提请卫生行政部门进行调查，卫生行政部门应当自接到申请之日起三十日内对存在异议的资料或者工作场所职业病危害因素情况作出判定；有关部门应当配合。

第四十九条　职业病诊断、鉴定过程中，在确认劳动者职业史、职业病危害接触史时，当事人对劳动关系、工种、工作岗位或者在岗时间有争议的，可以向当地的劳动人事争议仲裁委员会申请仲裁；接到申请的劳动人事争议仲裁委员会应当受理，并在三十日内作出裁决。

当事人在仲裁过程中对自己提出的主张，有责任提供证据。劳动者无法提供由用人单位掌握管理的与仲裁主张有关的证据的，仲裁庭应当要求用人单位在指定期限内提供；用人单位在指定期限内不提供的，应当承担不利后果。

劳动者对仲裁裁决不服的，可以依法向人民法院提起诉讼。

用人单位对仲裁裁决不服的，可以在职业病诊断、鉴定程序结束之日起十五日内依法向人民法院提起诉讼；诉讼期间，劳动者的治疗费用按照职业病待遇规定的途径支付。

第五十条　用人单位和医疗卫生机构发现职业病病人或者疑似职业病病人时，应当及时向所在地卫生行政部门报告。确诊为职业病的，用人单位还应当向所在地劳动保障行政部门报告。接到报告的部门应当依法作出处理。

第五十一条　县级以上地方人民政府卫生行政部门负责本行政区域内的职业病统计报告的管理工作，并按照规定上报。

第五十二条　当事人对职业病诊断有异议的，可以向作出诊断的医疗卫生机构所在地地方人民政府卫生行政部门申请鉴定。

职业病诊断争议由设区的市级以上地方人民政府卫生行政部门根据当事人的申请，组织职业病诊断鉴定委员会进行鉴定。

当事人对设区的市级职业病诊断鉴定委员会的鉴定结论不服的，可以向省、自治区、直辖市人民政府卫生行政部门申请再鉴定。

第五十三条 职业病诊断鉴定委员会由相关专业的专家组成。

省、自治区、直辖市人民政府卫生行政部门应当设立相关的专家库，需要对职业病争议作出诊断鉴定时，由当事人或者当事人委托有关卫生行政部门从专家库中以随机抽取的方式确定参加诊断鉴定委员会的专家。

职业病诊断鉴定委员会应当按照国务院卫生行政部门颁布的职业病诊断标准和职业病诊断、鉴定办法进行职业病诊断鉴定，向当事人出具职业病诊断鉴定书。职业病诊断、鉴定费用由用人单位承担。

第五十四条 职业病诊断鉴定委员会组成人员应当遵守职业道德，客观、公正地进行诊断鉴定，并承担相应的责任。职业病诊断鉴定委员会组成人员不得私下接触当事人，不得收受当事人的财物或者其他好处，与当事人有利害关系的，应当回避。

人民法院受理有关案件需要进行职业病鉴定时，应当从省、自治区、直辖市人民政府卫生行政部门依法设立的相关的专家库中选取参加鉴定的专家。

第五十五条 医疗卫生机构发现疑似职业病病人时，应当告知劳动者本人并及时通知用人单位。

用人单位应当及时安排对疑似职业病病人进行诊断；在疑似职业病病人诊断或者医学观察期间，不得解除或者终止与其订立的劳动合同。

疑似职业病病人在诊断、医学观察期间的费用，由用人单位承担。

第五十六条 用人单位应当保障职业病病人依法享受国家规定的职业病待遇。

用人单位应当按照国家有关规定，安排职业病病人进行治疗、康复和定期检查。

用人单位对不适宜继续从事原工作的职业病病人，应当调离原岗位，并妥善安置。

用人单位对从事接触职业病危害的作业的劳动者，应当给予适当岗位津贴。

第五十七条　职业病病人的诊疗、康复费用，伤残以及丧失劳动能力的职业病病人的社会保障，按照国家有关工伤保险的规定执行。

第五十八条　职业病病人除依法享有工伤保险外，依照有关民事法律，尚有获得赔偿的权利的，有权向用人单位提出赔偿要求。

第五十九条　劳动者被诊断患有职业病，但用人单位没有依法参加工伤保险的，其医疗和生活保障由该用人单位承担。

第六十条　职业病病人变动工作单位，其依法享有的待遇不变。

用人单位在发生分立、合并、解散、破产等情形时，应当对从事接触职业病危害的作业的劳动者进行健康检查，并按照国家有关规定妥善安置职业病病人。

第六十一条　用人单位已经不存在或者无法确认劳动关系的职业病病人，可以向地方人民政府医疗保障、民政部门申请医疗救助和生活等方面的救助。

地方各级人民政府应当根据本地区的实际情况，采取其他措施，使前款规定的职业病病人获得医疗救治。

第五章　监　督　检　查

第六十二条　县级以上人民政府职业卫生监督管理部门依照职业病防治法律、法规、国家职业卫生标准和卫生要求，依据职责划分，对职业病防治工作进行监督检查。

第六十三条　卫生行政部门履行监督检查职责时，有权采取下列措施：

（一）进入被检查单位和职业病危害现场，了解情况，调查取证；

（二）查阅或者复制与违反职业病防治法律、法规的行为有关的资料和采集样品；

（三）责令违反职业病防治法律、法规的单位和个人停止违法行为。

第六十四条　发生职业病危害事故或者有证据证明危害状态可能导致职业病危害事故发生时，卫生行政部门可以采取下列临时控制措施：

（一）责令暂停导致职业病危害事故的作业；

（二）封存造成职业病危害事故或者可能导致职业病危害事故发生的材料和设备；

（三）组织控制职业病危害事故现场。

在职业病危害事故或者危害状态得到有效控制后，卫生行政部门应当及时解除控制措施。

第六十五条　职业卫生监督执法人员依法执行职务时，应当出示监督执法证件。

职业卫生监督执法人员应当忠于职守，秉公执法，严格遵守执法规范；涉及用人单位的秘密的，应当为其保密。

第六十六条　职业卫生监督执法人员依法执行职务时，被检查单位应当接受检查并予以支持配合，不得拒绝和阻碍。

第六十七条　卫生行政部门及其职业卫生监督执法人员履行职责时，不得有下列行为：

（一）对不符合法定条件的，发给建设项目有关证明文件、资质证明文件或者予以批准；

（二）对已经取得有关证明文件的，不履行监督检查职责；

（三）发现用人单位存在职业病危害的，可能造成职业病危害事故，不及时依法采取控制措施；

（四）其他违反本法的行为。

第六十八条　职业卫生监督执法人员应当依法经过资格认定。

职业卫生监督管理部门应当加强队伍建设，提高职业卫生监督执法人员的政治、业务素质，依照本法和其他有关法律、法规的规定，建立、健全内部监督制度，对其工作人员执行法律、法规和遵守纪律的情况，进行监督检查。

第六章　法　律　责　任

第六十九条　建设单位违反本法规定，有下列行为之一的，由卫生行政部门给予警告，责令限期改正；逾期不改正的，处十万元以上五十万元以下的罚款；情节严重的，责令停止产生职业病危害的作业，或者提请有关人民政府按照国务院规定的权限责令停建、关闭：

（一）未按照规定进行职业病危害预评价的；

（二）医疗机构可能产生放射性职业病危害的建设项目未按照规定提交放射性职业病危害预评价报告，或者放射性职业病危害预评价报告未经卫生行政部门审核同意，开工建设的；

（三）建设项目的职业病防护设施未按照规定与主体工程同时设计、同时施工、同时投入生产和使用的；

（四）建设项目的职业病防护设施设计不符合国家职业卫生标准和卫生要求，或者医疗机构放射性职业病危害严重的建设项目的防护设施设计未经卫生行政部门审查同意擅自施工的；

（五）未按照规定对职业病防护设施进行职业病危害控制效果评价的；

（六）建设项目竣工投入生产和使用前，职业病防护设施未按照规定验收合格的。

第七十条　违反本法规定，有下列行为之一的，由卫生行政部门给予警告，责令限期改正；逾期不改正的，处十万元以下的罚款：

（一）工作场所职业病危害因素检测、评价结果没有存档、上报、公布的；

（二）未采取本法第二十条规定的职业病防治管理措施的；

（三）未按照规定公布有关职业病防治的规章制度、操作规程、职业病危害事故应急救援措施的；

（四）未按照规定组织劳动者进行职业卫生培训，或者未对劳动者个人职业病防护采取指导、督促措施的；

（五）国内首次使用或者首次进口与职业病危害有关的化学材料，未按照规定报送毒性鉴定资料以及经有关部门登记注册或者批准进口的文件的。

第七十一条　用人单位违反本法规定，有下列行为之一的，由卫生行政部门责令限期改正，给予警告，可以并处五万元以上十万元以下的罚款：

（一）未按照规定及时、如实向卫生行政部门申报产生职业病危害的项目的；

（二）未实施由专人负责的职业病危害因素日常监测，或者监测系统不能正常监测的；

（三）订立或者变更劳动合同时，未告知劳动者职业病危害真实情况的；

（四）未按照规定组织职业健康检查、建立职业健康监护档案或者未将检查结果书面告知劳动者的；

（五）未依照本法规定在劳动者离开用人单位时提供职业健康监护档案复印件的。

第七十二条　用人单位违反本法规定，有下列行为之一的，由卫生行政部门给予警告，责令限期改正，逾期不改正的，处五万元以上二十万元以下的罚款；情节严重的，责令停止产生职业病危害的作业，或者提请有关人民政府按照国务院规定的权限责令关闭：

（一）工作场所职业病危害因素的强度或者浓度超过国家职业卫生标准的；

（二）未提供职业病防护设施和个人使用的职业病防护用品，或者提供的职业病防护设施和个人使用的职业病防护用品不符合国家职业卫生标准和卫生要求的；

（三）对职业病防护设备、应急救援设施和个人使用的职业病防护用品未按照规定进行维护、检修、检测，或者不能保持正常运行、使用状态的；

（四）未按照规定对工作场所职业病危害因素进行检测、评价的；

（五）工作场所职业病危害因素经治理仍然达不到国家职业卫生标准和卫生要求时，未停止存在职业病危害因素的作业的；

（六）未按照规定安排职业病病人、疑似职业病病人进行诊治的；

（七）发生或者可能发生急性职业病危害事故时，未立即采取应急救援和控制措施或者未按照规定及时报告的；

（八）未按照规定在产生严重职业病危害的作业岗位醒目位置设置警示标识和中文警示说明的；

（九）拒绝职业卫生监督管理部门监督检查的；

（十）隐瞒、伪造、篡改、毁损职业健康监护档案、工作场所职业病危害因素检测评价结果等相关资料，或者拒不提供职业病诊断、鉴定所需资料的；

（十一）未按照规定承担职业病诊断、鉴定费用和职业病病人的医疗、生活保障费用的。

第七十三条　向用人单位提供可能产生职业病危害的设备、材料，未按照规定提供中文说明书或者设置警示标识和中文警示说明的，由卫生行政部门责令限期改正，给予警告，并处五万元以上二十万元以下的罚款。

第七十四条　用人单位和医疗卫生机构未按照规定报告职业病、疑似职业病的，由有关主管部门依据职责分工责令限期改正，给予警告，可以并处一万元以下的罚款；弄虚作假的，并处二万元以上五万元以下的罚款；对直接负责的主管人员和其他直接责任人员，可以依法给予降级或者撤职的处分。

第七十五条　违反本法规定，有下列情形之一的，由卫生行政部门责令限期治理，并处五万元以上三十万元以下的罚款；情节严重的，责令停止产生职业病危害的作业，或者提请有关人民政府按照国务院规定的权限责令关闭：

（一）隐瞒技术、工艺、设备、材料所产生的职业病危害而采用的；

（二）隐瞒本单位职业卫生真实情况的；

（三）可能发生急性职业损伤的有毒、有害工作场所、放射工作场所或者放射性同位素的运输、贮存不符合本法第二十五条规定的；

（四）使用国家明令禁止使用的可能产生职业病危害的设备或者材料的；

（五）将产生职业病危害的作业转移给没有职业病防护条件的单位和个人，或者没有职业病防护条件的单位和个人接受产生职业病危害的作业的；

（六）擅自拆除、停止使用职业病防护设备或者应急救援设施的；

（七）安排未经职业健康检查的劳动者、有职业禁忌的劳动者、未成年工或者孕期、哺乳期女职工从事接触职业病危害的作业或者禁忌作业的；

（八）违章指挥和强令劳动者进行没有职业病防护措施的作业的。

第七十六条　生产、经营或者进口国家明令禁止使用的可能产生职业病危害的设备或者材料的，依照有关法律、行政法规的规定给予处罚。

第七十七条　用人单位违反本法规定，已经对劳动者生命健康造成严重损害的，由卫生行政部门责令停止产生职业病危害的作业，或者提请有关人民政府按照国务院规定的权限责令关闭，并处十万元以上五十万元以下的罚款。

第七十八条　用人单位违反本法规定，造成重大职业病危害事故或者其他严重后果，构成犯罪的，对直接负责的主管人员和其他直接责任人员，依法追究刑事责任。

第七十九条　未取得职业卫生技术服务资质认可擅自从事职业卫生技术服务的，由卫生行政部门责令立即停止违法行为，没收违法所得；违法所得五千元以上的，并处违法所得二倍以上十倍以下的罚款；没有违法所得或者违法所得不足五千元的，并处五千元以上五万元以下的罚款；情节严重的，对直接负责的主管人员和其他直接责任人员，依法给予降级、撤职或者开除的处分。

第八十条　从事职业卫生技术服务的机构和承担职业病诊断的医疗卫生机构违反本法规定，有下列行为之一的，由卫生行政部门责令立即停止违法行为，给予警告，没收违法所得；违法所得五千元以上的，并处违法所得二倍以上五倍以下的罚款；没有违法所得或者违法所得不足五千元的，并处五千元以上二万元以下的罚款；情节严重的，由原认可或者登记机关取消其相应的资格；对直接负责的主管人员和其他直接责任人员，依法给予降级、撤职或者开除的处分；构成犯罪的，依法追究刑事责任：

（一）超出资质认可或者诊疗项目登记范围从事职业卫生技术服务或

者职业病诊断的；

（二）不按照本法规定履行法定职责的；

（三）出具虚假证明文件的。

第八十一条　职业病诊断鉴定委员会组成人员收受职业病诊断争议当事人的财物或者其他好处的，给予警告，没收收受的财物，可以并处三千元以上五万元以下的罚款，取消其担任职业病诊断鉴定委员会组成人员的资格，并从省、自治区、直辖市人民政府卫生行政部门设立的专家库中予以除名。

第八十二条　卫生行政部门不按照规定报告职业病和职业病危害事故的，由上一级行政部门责令改正，通报批评，给予警告；虚报、瞒报的，对单位负责人、直接负责的主管人员和其他直接责任人员依法给予降级、撤职或者开除的处分。

第八十三条　县级以上地方人民政府在职业病防治工作中未依照本法履行职责，本行政区域出现重大职业病危害事故、造成严重社会影响的，依法对直接负责的主管人员和其他直接责任人员给予记大过直至开除的处分。

县级以上人民政府职业卫生监督管理部门不履行本法规定的职责，滥用职权、玩忽职守、徇私舞弊，依法对直接负责的主管人员和其他直接责任人员给予记大过或者降级的处分；造成职业病危害事故或者其他严重后果的，依法给予撤职或者开除的处分。

第八十四条　违反本法规定，构成犯罪的，依法追究刑事责任。

第七章　附　　则

第八十五条　本法下列用语的含义：

职业病危害，是指对从事职业活动的劳动者可能导致职业病的各种危害。职业病危害因素包括：职业活动中存在的各种有害的化学、物理、生物因素以及在作业过程中产生的其他职业有害因素。

职业禁忌，是指劳动者从事特定职业或者接触特定职业病危害因素时，比一般职业人群更易于遭受职业病危害和罹患职业病或者可能导致原有自身疾病病情加重，或者在从事作业过程中诱发可能导致对他人生命健康构成危险的疾病的个人特殊生理或者病理状态。

第八十六条　本法第二条规定的用人单位以外的单位，产生职业病危害的，其职业病防治活动可以参照本法执行。

劳务派遣用工单位应当履行本法规定的用人单位的义务。

中国人民解放军参照执行本法的办法，由国务院、中央军事委员会制定。

第八十七条　对医疗机构放射性职业病危害控制的监督管理，由卫生行政部门依照本法的规定实施。

第八十八条　本法自 2002 年 5 月 1 日起施行。

附录二 使用有毒物品作业场所
劳动保护条例

中华人民共和国国务院令

第 352 号

第一章 总　　则

第一条　为了保证作业场所安全使用有毒物品，预防、控制和消除职业中毒危害，保护劳动者的生命安全、身体健康及其相关权益，根据职业病防治法和其他有关法律、行政法规的规定，制定本条例。

第二条　作业场所使用有毒物品可能产生职业中毒危害的劳动保护，适用本条例。

第三条　按照有毒物品产生的职业中毒危害程度，有毒物品分为一般有毒物品和高毒物品。国家对作业场所使用高毒物品实行特殊管理。

一般有毒物品目录、高毒物品目录由国务院卫生行政部门会同有关部门依据国家标准制定、调整并公布。

第四条　从事使用有毒物品作业的用人单位（以下简称用人单位）应当使用符合国家标准的有毒物品，不得在作业场所使用国家明令禁止使用的有毒物品或者使用不符合国家标准的有毒物品。

用人单位应当尽可能使用无毒物品；需要使用有毒物品的，应当优先选择使用低毒物品。

第五条　用人单位应当依照本条例和其他有关法律、行政法规的规定，采取有效的防护措施，预防职业中毒事故的发生，依法参加工伤保险，保障劳动者的生命安全和身体健康。

第六条　国家鼓励研制、开发、推广、应用有利于预防、控制、消除职业中毒危害和保护劳动者健康的新技术、新工艺、新材料；限制使用或者淘汰有关职业中毒危害严重的技术、工艺、材料；加强对有关职业病的机理和发生规律的基础研究，提高有关职业病防治科学技术水平。

第七条　禁止使用童工。

用人单位不得安排未成年人和孕期、哺乳期的女职工从事使用有毒物品的作业。

第八条　工会组织应当督促并协助用人单位开展职业卫生宣传教育和培训，对用人单位的职业卫生工作提出意见和建议，与用人单位就劳动者反映的职业病防治问题进行协调并督促解决。

工会组织对用人单位违反法律、法规，侵犯劳动者合法权益的行为，有权要求纠正；产生严重职业中毒危害时，有权要求用人单位采取防护措施，或者向政府有关部门建议采取强制性措施；发生职业中毒事故时，有权参与事故调查处理；发现危及劳动者生命、健康的情形时，有权建议用人单位组织劳动者撤离危险现场，用人单位应当立即作出处理。

第九条　县级以上人民政府卫生行政部门及其他有关行政部门应当依据各自的职责，监督用人单位严格遵守本条例和其他有关法律、法规的规定，加强作业场所使用有毒物品的劳动保护，防止职业中毒事故发生，确保劳动者依法享有的权利。

第十条　各级人民政府应当加强对使用有毒物品作业场所职业卫生安全及相关劳动保护工作的领导，督促、支持卫生行政部门及其他有关行政部门依法履行监督检查职责，及时协调、解决有关重大问题；在发生职业中毒事故时，应当采取有效措施，控制事故危害的蔓延并消除事故危害，并妥善处理有关善后工作。

第二章　作业场所的预防措施

第十一条　用人单位的设立，应当符合有关法律、行政法规规定的设立条件，并依法办理有关手续，取得营业执照。

用人单位的使用有毒物品作业场所，除应当符合职业病防治法规定的职业卫生要求外，还必须符合下列要求：

（一）作业场所与生活场所分开，作业场所不得住人；

（二）有害作业与无害作业分开，高毒作业场所与其他作业场所隔离；

（三）设置有效的通风装置；可能突然泄漏大量有毒物品或者易造成急性中毒的作业场所，设置自动报警装置和事故通风设施；

（四）高毒作业场所设置应急撤离通道和必要的泄险区。

用人单位及其作业场所符合前两款规定的，由卫生行政部门发给职业卫生安全许可证，方可从事使用有毒物品的作业。

第十二条　使用有毒物品作业场所应当设置黄色区域警示线、警示标识和中文警示说明。警示说明应当载明产生职业中毒危害的种类、后果、预防以及应急救治措施等内容。

高毒作业场所应当设置红色区域警示线、警示标识和中文警示说明，并设置通讯报警设备。

第十三条　新建、扩建、改建的建设项目和技术改造、技术引进项目（以下统称建设项目），可能产生职业中毒危害的，应当依照职业病防治法的规定进行职业中毒危害预评价，并经卫生行政部门审核同意；可能产生职业中毒危害的建设项目的职业中毒危害防护设施应当与主体工程同时设计，同时施工，同时投入生产和使用；建设项目竣工，应当进行职业中毒危害控制效果评价，并经卫生行政部门验收合格。

存在高毒作业的建设项目的职业中毒危害防护设施设计，应当经卫生行政部门进行卫生审查；经审查，符合国家职业卫生标准和卫生要求的，方可施工。

第十四条　用人单位应当按照国务院卫生行政部门的规定，向卫生行政部门及时、如实申报存在职业中毒危害项目。

从事使用高毒物品作业的用人单位，在申报使用高毒物品作业项目时，应当向卫生行政部门提交下列有关资料：

（一）职业中毒危害控制效果评价报告；

（二）职业卫生管理制度和操作规程等材料；

（三）职业中毒事故应急救援预案。

从事使用高毒物品作业的用人单位变更所使用的高毒物品品种的，应当依照前款规定向原受理申报的卫生行政部门重新申报。

第十五条　用人单位变更名称、法定代表人或者负责人的，应当向原受理申报的卫生行政部门备案。

第十六条　从事使用高毒物品作业的用人单位，应当配备应急救援人员和必要的应急救援器材、设备，制定事故应急救援预案，并根据实际情况变化对应急救援预案适时进行修订，定期组织演练。事故应急救援预案和演练记录应当报当地卫生行政部门、安全生产监督管理部门和公安部门备案。

第三章　劳动过程的防护

第十七条　用人单位应当依照职业病防治法的有关规定，采取有效的职业卫生防护管理措施，加强劳动过程中的防护与管理。

从事使用高毒物品作业的用人单位，应当配备专职的或者兼职的职业卫生医师和护士；不具备配备专职的或者兼职的职业卫生医师和护士条件的，应当与依法取得资质认证的职业卫生技术服务机构签订合同，由其提供职业卫生服务。

第十八条　用人单位应当与劳动者订立劳动合同，将工作过程中可能产生的职业中毒危害及其后果、职业中毒危害防护措施和待遇等如实告知劳动者，并在劳动合同中写明，不得隐瞒或者欺骗。

劳动者在已订立劳动合同期间因工作岗位或者工作内容变更，从事劳动合同中未告知的存在职业中毒危害的作业时，用人单位应当依照前款规定，如实告知劳动者，并协商变更原劳动合同有关条款。

用人单位违反前两款规定的，劳动者有权拒绝从事存在职业中毒危害的作业，用人单位不得因此单方面解除或者终止与劳动者所订立的劳动合同。

第十九条　用人单位有关管理人员应当熟悉有关职业病防治的法律、法规以及确保劳动者安全使用有毒物品作业的知识。

用人单位应当对劳动者进行上岗前的职业卫生培训和在岗期间的定期职业卫生培训，普及有关职业卫生知识，督促劳动者遵守有关法律、法规和操作规程，指导劳动者正确使用职业中毒危害防护设备和个人使用的职业中毒危害防护用品。

劳动者经培训考核合格，方可上岗作业。

第二十条　用人单位应当确保职业中毒危害防护设备、应急救援设施、通讯报警装置处于正常适用状态，不得擅自拆除或者停止运行。

用人单位应当对前款所列设施进行经常性的维护、检修，定期检测其性能和效果，确保其处于良好运行状态。

职业中毒危害防护设备、应急救援设施和通讯报警装置处于不正常状态时，用人单位应当立即停止使用有毒物品作业；恢复正常状态后，方可重新作业。

第二十一条 用人单位应当为从事使用有毒物品作业的劳动者提供符合国家职业卫生标准的防护用品，并确保劳动者正确使用。

第二十二条 有毒物品必须附具说明书，如实载明产品特性、主要成分、存在的职业中毒危害因素、可能产生的危害后果、安全使用注意事项、职业中毒危害防护以及应急救治措施等内容；没有说明书或者说明书不符合要求的，不得向用人单位销售。

用人单位有权向生产、经营有毒物品的单位索取说明书。

第二十三条 有毒物品的包装应当符合国家标准，并以易于劳动者理解的方式加贴或者拴挂有毒物品安全标签。有毒物品的包装必须有醒目的警示标识和中文警示说明。

经营、使用有毒物品的单位，不得经营、使用没有安全标签、警示标识和中文警示说明的有毒物品。

第二十四条 用人单位维护、检修存在高毒物品的生产装置，必须事先制订维护、检修方案，明确职业中毒危害防护措施，确保维护、检修人员的生命安全和身体健康。

维护、检修存在高毒物品的生产装置，必须严格按照维护、检修方案和操作规程进行。维护、检修现场应当有专人监护，并设置警示标志。

第二十五条 需要进入存在高毒物品的设备、容器或者狭窄封闭场所作业时，用人单位应当事先采取下列措施：

（一）保持作业场所良好的通风状态，确保作业场所职业中毒危害因素浓度符合国家职业卫生标准；

（二）为劳动者配备符合国家职业卫生标准的防护用品；

（三）设置现场监护人员和现场救援设备。

未采取前款规定措施或者采取的措施不符合要求的，用人单位不得安排劳动者进入存在高毒物品的设备、容器或者狭窄封闭场所作业。

第二十六条　用人单位应当按照国务院卫生行政部门的规定，定期对使用有毒物品作业场所职业中毒危害因素进行检测、评价。检测、评价结果存入用人单位职业卫生档案，定期向所在地卫生行政部门报告并向劳动者公布。

从事使用高毒物品作业的用人单位应当至少每一个月对高毒作业场所进行一次职业中毒危害因素检测；至少每半年进行一次职业中毒危害控制效果评价。

高毒作业场所职业中毒危害因素不符合国家职业卫生标准和卫生要求时，用人单位必须立即停止高毒作业，并采取相应的治理措施；经治理，职业中毒危害因素符合国家职业卫生标准和卫生要求的，方可重新作业。

第二十七条　从事使用高毒物品作业的用人单位应当设置淋浴间和更衣室，并设置清洗、存放或者处理从事使用高毒物品作业劳动者的工作服、工作鞋帽等物品的专用间。

劳动者结束作业时，其使用的工作服、工作鞋帽等物品必须存放在高毒作业区域内，不得穿戴到非高毒作业区域。

第二十八条　用人单位应当按照规定对从事使用高毒物品作业的劳动者进行岗位轮换。

用人单位应当为从事使用高毒物品作业的劳动者提供岗位津贴。

第二十九条　用人单位转产、停产、停业或者解散、破产的，应当采取有效措施，妥善处理留存或者残留有毒物品的设备、包装物和容器。

第三十条　用人单位应当对本单位执行本条例规定的情况进行经常性的监督检查；发现问题，应当及时依照本条例规定的要求进行处理。

第四章 职业健康监护

第三十一条 用人单位应当组织从事使用有毒物品作业的劳动者进行上岗前职业健康检查。

用人单位不得安排未经上岗前职业健康检查的劳动者从事使用有毒物品的作业，不得安排有职业禁忌的劳动者从事其所禁忌的作业。

第三十二条 用人单位应当对从事使用有毒物品作业的劳动者进行定期职业健康检查。

用人单位发现有职业禁忌或者有与所从事职业相关的健康损害的劳动者，应当将其及时调离原工作岗位，并妥善安置。

用人单位对需要复查和医学观察的劳动者，应当按照体检机构的要求安排其复查和医学观察。

第三十三条 用人单位应当对从事使用有毒物品作业的劳动者进行离岗时的职业健康检查；对离岗时未进行职业健康检查的劳动者，不得解除或者终止与其订立的劳动合同。

用人单位发生分立、合并、解散、破产等情形的，应当对从事使用有毒物品作业的劳动者进行健康检查，并按照国家有关规定妥善安置职业病病人。

第三十四条 用人单位对受到或者可能受到急性职业中毒危害的劳动者，应当及时组织进行健康检查和医学观察。

第三十五条 劳动者职业健康检查和医学观察的费用，由用人单位承担。

第三十六条 用人单位应当建立职业健康监护档案。

职业健康监护档案应当包括下列内容：

（一）劳动者的职业史和职业中毒危害接触史；

（二）相应作业场所职业中毒危害因素监测结果；

（三）职业健康检查结果及处理情况；

（四）职业病诊疗等劳动者健康资料。

第五章　劳动者的权利与义务

第三十七条　从事使用有毒物品作业的劳动者在存在威胁生命安全或者身体健康危险的情况下，有权通知用人单位并从使用有毒物品造成的危险现场撤离。

用人单位不得因劳动者依据前款规定行使权利，而取消或者减少劳动者在正常工作时享有的工资、福利待遇。

第三十八条　劳动者享有下列职业卫生保护权利：

（一）获得职业卫生教育、培训；

（二）获得职业健康检查、职业病诊疗、康复等职业病防治服务；

（三）了解工作场所产生或者可能产生的职业中毒危害因素、危害后果和应当采取的职业中毒危害防护措施；

（四）要求用人单位提供符合防治职业病要求的职业中毒危害防护设施和个人使用的职业中毒危害防护用品，改善工作条件；

（五）对违反职业病防治法律、法规，危及生命、健康的行为提出批评、检举和控告；

（六）拒绝违章指挥和强令进行没有职业中毒危害防护措施的作业；

（七）参与用人单位职业卫生工作的民主管理，对职业病防治工作提出意见和建议。

用人单位应当保障劳动者行使前款所列权利。禁止因劳动者依法行使正当权利而降低其工资、福利等待遇或者解除、终止与其订立的劳动合同。

第三十九条　劳动者有权在正式上岗前从用人单位获得下列资料：

（一）作业场所使用的有毒物品的特性、有害成分、预防措施、教育和培训资料；

（二）有毒物品的标签、标识及有关资料；

（三）有毒物品安全使用说明书；

（四）可能影响安全使用有毒物品的其他有关资料。

第四十条　劳动者有权查阅、复印其本人职业健康监护档案。

劳动者离开用人单位时，有权索取本人健康监护档案复印件；用人单位应当如实、无偿提供，并在所提供的复印件上签章。

第四十一条　用人单位按照国家规定参加工伤保险的，患职业病的劳动者有权按照国家有关工伤保险的规定，享受下列工伤保险待遇：

（一）医疗费：因患职业病进行诊疗所需费用，由工伤保险基金按照规定标准支付；

（二）住院伙食补助费：由用人单位按照当地因公出差伙食标准的一定比例支付；

（三）康复费：由工伤保险基金按照规定标准支付；

（四）残疾用具费：因残疾需要配置辅助器具的，所需费用由工伤保险基金按照普及型辅助器具标准支付；

（五）停工留薪期待遇：原工资、福利待遇不变，由用人单位支付；

（六）生活护理补助费：经评残并确认需要生活护理的，生活护理补助费由工伤保险基金按照规定标准支付；

（七）一次性伤残补助金：经鉴定为十级至一级伤残的，按照伤残等级享受相当于 6 个月至 24 个月的本人工资的一次性伤残补助金，由工伤保险基金支付；

（八）伤残津贴：经鉴定为四级至一级伤残的，按照规定享受相当于本人工资 75% 至 90% 的伤残津贴，由工伤保险基金支付；

（九）死亡补助金：因职业中毒死亡的，由工伤保险基金按照不低于48 个月的统筹地区上年度职工月平均工资的标准一次支付；

（十）丧葬补助金：因职业中毒死亡的，由工伤保险基金按照 6 个月的统筹地区上年度职工月平均工资的标准一次支付；

（十一）供养亲属抚恤金：因职业中毒死亡的，对由死者生前提供主要生活来源的亲属由工伤保险基金支付抚恤金：对其配偶每月按照统筹地区上年度职工月平均工资的 40% 发给，对其生前供养的直系亲属每人每月按照统筹地区上年度职工月平均工资的 30% 发给；

（十二）国家规定的其他工伤保险待遇。

本条例施行后，国家对工伤保险待遇的项目和标准作出调整时，从其规定。

第四十二条　用人单位未参加工伤保险的，其劳动者从事有毒物品作业患职业病的，用人单位应当按照国家有关工伤保险规定的项目和标准，保证劳动者享受工伤待遇。

第四十三条　用人单位无营业执照以及被依法吊销营业执照，其劳动者从事使用有毒物品作业患职业病的，应当按照国家有关工伤保险规定的项目和标准，给予劳动者一次性赔偿。

第四十四条　用人单位分立、合并的，承继单位应当承担由原用人单位对患职业病的劳动者承担的补偿责任。

用人单位解散、破产的，应当依法从其清算财产中优先支付患职业病的劳动者的补偿费用。

第四十五条　劳动者除依法享有工伤保险外，依照有关民事法律的规定，尚有获得赔偿的权利的，有权向用人单位提出赔偿要求。

第四十六条　劳动者应当学习和掌握相关职业卫生知识，遵守有关劳动保护的法律、法规和操作规程，正确使用和维护职业中毒危害防护设施及其用品；发现职业中毒事故隐患时，应当及时报告。

作业场所出现使用有毒物品产生的危险时，劳动者应当采取必要措施，按照规定正确使用防护设施，将危险加以消除或者减少到最低限度。

第六章 监 督 管 理

第四十七条 县级以上人民政府卫生行政部门应当依照本条例的规定和国家有关职业卫生要求，依据职责划分，对作业场所使用有毒物品作业及职业中毒危害检测、评价活动进行监督检查。

卫生行政部门实施监督检查，不得收取费用，不得接受用人单位的财物或者其他利益。

第四十八条 卫生行政部门应当建立、健全监督制度，核查反映用人单位有关劳动保护的材料，履行监督责任。

用人单位应当向卫生行政部门如实、具体提供反映有关劳动保护的材料；必要时，卫生行政部门可以查阅或者要求用人单位报送有关材料。

第四十九条 卫生行政部门应当监督用人单位严格执行有关职业卫生规范。

卫生行政部门应当依照本条例的规定对使用有毒物品作业场所的职业卫生防护设备、设施的防护性能进行定期检验和不定期的抽查；发现职业卫生防护设备、设施存在隐患时，应当责令用人单位立即消除隐患；消除隐患期间，应当责令其停止作业。

第五十条 卫生行政部门应当采取措施，鼓励对用人单位的违法行为进行举报、投诉、检举和控告。

卫生行政部门对举报、投诉、检举和控告应当及时核实，依法作出处理，并将处理结果予以公布。

卫生行政部门对举报人、投诉人、检举人和控告人负有保密的义务。

第五十一条　卫生行政部门执法人员依法执行职务时，应当出示执法证件。

卫生行政部门执法人员应当忠于职守，秉公执法；涉及用人单位秘密的，应当为其保密。

第五十二条　卫生行政部门依法实施罚款的行政处罚，应当依照有关法律、行政法规的规定，实施罚款决定与罚款收缴分离；收缴的罚款以及依法没收的经营所得，必须全部上缴国库。

第五十三条　卫生行政部门履行监督检查职责时，有权采取下列措施：

（一）进入用人单位和使用有毒物品作业场所现场，了解情况，调查取证，进行抽样检查、检测、检验，进行实地检查；

（二）查阅或者复制与违反本条例行为有关的资料，采集样品；

（三）责令违反本条例规定的单位和个人停止违法行为。

第五十四条　发生职业中毒事故或者有证据证明职业中毒危害状态可能导致事故发生时，卫生行政部门有权采取下列临时控制措施：

（一）责令暂停导致职业中毒事故的作业；

（二）封存造成职业中毒事故或者可能导致事故发生的物品；

（三）组织控制职业中毒事故现场。

在职业中毒事故或者危害状态得到有效控制后，卫生行政部门应当及时解除控制措施。

第五十五条　卫生行政部门执法人员依法执行职务时，被检查单位应当接受检查并予以支持、配合，不得拒绝和阻碍。

第五十六条　卫生行政部门应当加强队伍建设，提高执法人员的政治、业务素质，依照本条例的规定，建立、健全内部监督制度，对执法人员执行法律、法规和遵守纪律的情况进行监督检查。

第七章　罚　　则

第五十七条　卫生行政部门的工作人员有下列行为之一，导致职业中毒事故发生的，依照刑法关于滥用职权罪、玩忽职守罪或者其他罪的规定，依法追究刑事责任；造成职业中毒危害但尚未导致职业中毒事故发生，不够刑事处罚的，根据不同情节，依法给予降级、撤职或者开除的行政处分：

（一）对不符合本条例规定条件的涉及使用有毒物品作业事项，予以批准的；

（二）发现用人单位擅自从事使用有毒物品作业，不予取缔的；

（三）对依法取得批准的用人单位不履行监督检查职责，发现其不再具备本条例规定的条件而不撤销原批准或者发现违反本条例的其他行为不予查处的；

（四）发现用人单位存在职业中毒危害，可能造成职业中毒事故，不及时依法采取控制措施的。

第五十八条　用人单位违反本条例的规定，有下列情形之一的，由卫生行政部门给予警告，责令限期改正，处 10 万元以上 50 万元以下的罚款；逾期不改正的，提请有关人民政府按照国务院规定的权限责令停建、予以关闭；造成严重职业中毒危害或者导致职业中毒事故发生的，对负有责任的主管人员和其他直接责任人员依照刑法关于重大劳动安全事故罪或者其他罪的规定，依法追究刑事责任：

（一）可能产生职业中毒危害的建设项目，未依照职业病防治法的规定进行职业中毒危害预评价，或者预评价未经卫生行政部门审核同意，擅自开工的；

（二）职业卫生防护设施未与主体工程同时设计，同时施工，同时投入生产和使用的；

（三）建设项目竣工，未进行职业中毒危害控制效果评价，或者未经卫生行政部门验收或者验收不合格，擅自投入使用的；

（四）存在高毒作业的建设项目的防护设施设计未经卫生行政部门审查同意，擅自施工的。

第五十九条　用人单位违反本条例的规定，有下列情形之一的，由卫生行政部门给予警告，责令限期改正，处5万元以上20万元以下的罚款；逾期不改正的，提请有关人民政府按照国务院规定的权限予以关闭；造成严重职业中毒危害或者导致职业中毒事故发生的，对负有责任的主管人员和其他直接责任人员依照刑法关于重大劳动安全事故罪或者其他罪的规定，依法追究刑事责任：

（一）使用有毒物品作业场所未按照规定设置警示标识和中文警示说明的；

（二）未对职业卫生防护设备、应急救援设施、通讯报警装置进行维护、检修和定期检测，导致上述设施处于不正常状态的；

（三）未依照本条例的规定进行职业中毒危害因素检测和职业中毒危害控制效果评价的；

（四）高毒作业场所未按照规定设置撤离通道和泄险区的；

（五）高毒作业场所未按照规定设置警示线的；

（六）未向从事使用有毒物品作业的劳动者提供符合国家职业卫生标准的防护用品，或者未保证劳动者正确使用的。

第六十条　用人单位违反本条例的规定，有下列情形之一的，由卫生行政部门给予警告，责令限期改正，处5万元以上30万元以下的罚款；逾期不改正的，提请有关人民政府按照国务院规定的权限予以关闭；造成严重职业中毒危害或者导致职业中毒事故发生的，对负有责任的主管人员和其他直接责任人员依照刑法关于重大责任事故罪、重大劳动安全事故罪或者其他罪的规定，依法追究刑事责任：

（一）使用有毒物品作业场所未设置有效通风装置的，或者可能突然泄漏大量有毒物品或者易造成急性中毒的作业场所未设置自动报警装置或者事故通风设施的；

（二）职业卫生防护设备、应急救援设施、通讯报警装置处于不正常状态而不停止作业，或者擅自拆除或者停止运行职业卫生防护设备、应急救援设施、通讯报警装置的。

第六十一条　从事使用高毒物品作业的用人单位违反本条例的规定，有下列行为之一的，由卫生行政部门给予警告，责令限期改正，处5万元以上20万元以下的罚款；逾期不改正的，提请有关人民政府按照国务院规定的权限予以关闭；造成严重职业中毒危害或者导致职业中毒事故发生的，对负有责任的主管人员和其他直接责任人员依照刑法关于重大责任事故罪或者其他罪的规定，依法追究刑事责任：

（一）作业场所职业中毒危害因素不符合国家职业卫生标准和卫生要求而不立即停止高毒作业并采取相应的治理措施的，或者职业中毒危害因素治理不符合国家职业卫生标准和卫生要求重新作业的；

（二）未依照本条例的规定维护、检修存在高毒物品的生产装置的；

（三）未采取本条例规定的措施，安排劳动者进入存在高毒物品的设备、容器或者狭窄封闭场所作业的。

第六十二条　在作业场所使用国家明令禁止使用的有毒物品或者使用不符合国家标准的有毒物品的，由卫生行政部门责令立即停止使用，处5万元以上30万元以下的罚款；情节严重的，责令停止使用有毒物品作业，或者提请有关人民政府按照国务院规定的权限予以关闭；造成严重职业中毒危害或者导致职业中毒事故发生的，对负有责任的主管人员和其他直接责任人员依照刑法关于危险物品肇事罪、重大责任事故罪或者其他罪的规定，依法追究刑事责任。

第六十三条　用人单位违反本条例的规定，有下列行为之一的，由卫生行政部门给予警告，责令限期改正；逾期不改正的，处 5 万元以上 30 万元以下的罚款；造成严重职业中毒危害或者导致职业中毒事故发生的，对负有责任的主管人员和其他直接责任人员依照刑法关于重大责任事故罪或者其他罪的规定，依法追究刑事责任：

（一）使用未经培训考核合格的劳动者从事高毒作业的；

（二）安排有职业禁忌的劳动者从事所禁忌的作业的；

（三）发现有职业禁忌或者有与所从事职业相关的健康损害的劳动者，未及时调离原工作岗位，并妥善安置的；

（四）安排未成年人或者孕期、哺乳期的女职工从事使用有毒物品作业的；

（五）使用童工的。

第六十四条　违反本条例的规定，未经许可，擅自从事使用有毒物品作业的，由工商行政管理部门、卫生行政部门依据各自职权予以取缔；造成职业中毒事故的，依照刑法关于危险物品肇事罪或者其他罪的规定，依法追究刑事责任；尚不够刑事处罚的，由卫生行政部门没收经营所得，并处经营所得 3 倍以上 5 倍以下的罚款；对劳动者造成人身伤害的，依法承担赔偿责任。

第六十五条　从事使用有毒物品作业的用人单位违反本条例的规定，在转产、停产、停业或者解散、破产时未采取有效措施，妥善处理留存或者残留高毒物品的设备、包装物和容器的，由卫生行政部门责令改正，处 2 万元以上 10 万元以下的罚款；触犯刑律的，对负有责任的主管人员和其他直接责任人员依照刑法关于重大环境污染事故罪、危险物品肇事罪或者其他罪的规定，依法追究刑事责任。

第六十六条　用人单位违反本条例的规定，有下列情形之一的，由卫生行政部门给予警告，责令限期改正，处 5000 元以上 2 万元以下的罚款；逾期不改正的，责令停止使用有毒物品作业，或者提请有关人民政府按照国务院规定的权限予以关闭；造成严重职业中毒危害或者导致职业中毒事故发生的，对负有责任的主管人员和其他直接责任人员依照刑法关于重大劳动安全事故罪、危险物品肇事罪或者其他罪的规定，依法追究刑事责任：

（一）使用有毒物品作业场所未与生活场所分开或者在作业场所住人的；

（二）未将有害作业与无害作业分开的；

（三）高毒作业场所未与其他作业场所有效隔离的；

（四）从事高毒作业未按照规定配备应急救援设施或者制定事故应急救援预案的。

第六十七条　用人单位违反本条例的规定，有下列情形之一的，由卫生行政部门给予警告，责令限期改正，处 2 万元以上 5 万元以下的罚款；逾期不改正的，提请有关人民政府按照国务院规定的权限予以关闭：

（一）未按照规定向卫生行政部门申报高毒作业项目的；

（二）变更使用高毒物品品种，未按照规定向原受理申报的卫生行政部门重新申报，或者申报不及时、有虚假的。

第六十八条　用人单位违反本条例的规定，有下列行为之一的，由卫生行政部门给予警告，责令限期改正，处 2 万元以上 5 万元以下的罚款；逾期不改正的，责令停止使用有毒物品作业，或者提请有关人民政府按照国务院规定的权限予以关闭：

（一）未组织从事使用有毒物品作业的劳动者进行上岗前职业健康检查，安排未经上岗前职业健康检查的劳动者从事使用有毒物品作业的；

（二）未组织从事使用有毒物品作业的劳动者进行定期职业健康检查的；

（三）未组织从事使用有毒物品作业的劳动者进行离岗职业健康检查的；

（四）对未进行离岗职业健康检查的劳动者，解除或者终止与其订立的劳动合同的；

（五）发生分立、合并、解散、破产情形，未对从事使用有毒物品作业的劳动者进行健康检查，并按照国家有关规定妥善安置职业病病人的；

（六）对受到或者可能受到急性职业中毒危害的劳动者，未及时组织进行健康检查和医学观察的；

（七）未建立职业健康监护档案的；

（八）劳动者离开用人单位时，用人单位未如实、无偿提供职业健康监护档案的；

（九）未依照职业病防治法和本条例的规定将工作过程中可能产生的职业中毒危害及其后果、有关职业卫生防护措施和待遇等如实告知劳动者并在劳动合同中写明的；

（十）劳动者在存在威胁生命、健康危险的情况下，从危险现场中撤离，而被取消或者减少应当享有的待遇的。

第六十九条　用人单位违反本条例的规定，有下列行为之一的，由卫生行政部门给予警告，责令限期改正，处5000元以上2万元以下的罚款；逾期不改正的，责令停止使用有毒物品作业，或者提请有关人民政府按照国务院规定的权限予以关闭：

（一）未按照规定配备或者聘请职业卫生医师和护士的；

（二）未为从事使用高毒物品作业的劳动者设置淋浴间、更衣室或者未设置清洗、存放和处理工作服、工作鞋帽等物品的专用间，或者不能正常使用的；

（三）未安排从事使用高毒物品作业一定年限的劳动者进行岗位轮换的。

第八章 附　　则

第七十条　涉及作业场所使用有毒物品可能产生职业中毒危害的劳动保护的有关事项，本条例未作规定的，依照职业病防治法和其他有关法律、行政法规的规定执行。

有毒物品的生产、经营、储存、运输、使用和废弃处置的安全管理，依照危险化学品安全管理条例执行。

第七十一条　本条例自公布之日起施行。

附录三　相关法规规章和规范性
文 件 目 录

序号	名　　　称
	法　规
1	《中华人民共和国尘肺病防治条例》（国务院令第105号）
2	《工伤保险条例》（国务院令第586号）
3	《女职工劳动保护特别规定》（国务院令第619号）
	规　章
4	《职业病诊断与鉴定管理办法》（卫生部令第91号）
	规 范 性 文 件
5	《工业企业职工听力保护规范》（卫法监发〔1999〕第620号）
6	《职业病危害因素分类目录》（国卫疾控发〔2015〕92号）
7	《一般有毒物品目录（2002版）》
8	《高毒物品目录（2003版）》（卫法监发〔2003〕142号）
9	《剧毒化学品目录（2015版）》
10	《职业病分类和目录》（国卫疾控发〔2013〕48号）
11	《职业卫生档案管理规范》（安监总厅安健〔2013〕171号）
12	《危险化学品目录（2015版）》
13	《职业病分类和目录》（国卫疾控发〔2013〕48号）

附录四 相关国家标准目录

序号	名　　　称
1	《呼吸防护用品　自吸过滤式防颗粒物呼吸器》（GB 2626—2006）
2	《呼吸防护　自吸过滤式防毒面具》（GB 2890—2009）
3	《个体防护装备选用规范》（GB/T 11651—2008）
4	《机械振动与冲击　人体暴露于全身振动的评价　第1部分：一般要求》（GB/T 13441.1—2007）
5	《作业场所空气采样仪器的技术规范》（GB/T 17061—1997）
6	《室内装饰装修材料　胶粘剂中有害物质限量》（GB 18583—2008）
7	《呼吸防护用品的选择、使用与维护》（GB/T 18664—2002）
8	《护听器的选择指南》（GB/T 23466—2009）
9	《个体防护装备配备基本要求》（GB/T 29510—2013）
10	《手部防护　防护手套的选择、使用和维护指南》（GB/T 29512—2013）
11	《生产经营单位生产安全事故应急预案编制导则》（GB/T 29639—2013）
12	《装饰石材工厂设计规范》（GB 50897—2013）
13	《装饰石材矿山露天开采工程设计规范》（GB 50970—2014）

附录五　相关职业卫生标准和行业标准目录

序号	名　称
职业卫生标准	
1	《工业企业设计卫生标准》（GBZ 1—2010）
2	《工作场所有害因素职业接触限值　第1部分：化学有害因素》（GB Z 2.1—2007）
3	《工作场所有害因素职业接触限值　第2部分：物理因素》（GBZ 2.2—2007）
4	《职业病诊断名词术语》（GBZ/T 157—2009）
5	《工作场所职业病危害警示标识》（GBZ 158—2003）
6	《工作场所空气中有害物质监测的采样规范》（GBZ 159—2004）
7	《工作场所空气有毒物质测定　芳香烃类化合物》（GBZ/T 160.42—2007）
8	《工作场所空气有毒物质测定　脂肪族醛类化合物》（GBZ/T 160.54—2007）
9	《职业健康监护技术规范》（GBZ 188—2014）
10	《工作场所物理因素测量　第7部分：高温》（GBZ/T 189.7—2007）
11	《工作场所物理因素测量　第8部分：噪声》（GBZ/T 189.8—2007）
12	《工作场所物理因素测量　第9部分：手传振动》（GBZ/T 189.9—2007）
13	《工作场所物理因素测量　第10部分：体力劳动强度分级》（GBZ/T 189.10—2007）
14	《工作场所空气中粉尘测定　第1部分：总粉尘浓度》（GBZ/T 192.1—2007）
15	《工作场所空气中粉尘测定　第2部分：呼吸性粉尘浓度》（GBZ/T 192.2—2007）
16	《工作场所空气中粉尘测定　第3部分：粉尘分散度》（GBZ/T 192.3—2007）
17	《工作场所空气中粉尘测定　第4部分：游离二氧化硅含量》（GBZ/T 192.4—2007）
18	《工作场所空气中粉尘测定　第5部分：石棉纤维浓度》（GBZ/T 192.5—2007）
19	《工作场所防止职业中毒卫生工程防护措施规范》（GBZ/T 194—2007）
20	《有机溶剂作业场所个人职业病防护用品使用规范》（GBZ/T 195—2007）
21	《高毒物品作业岗位职业病危害告知规范》（GBZ/T 203—2007）
22	《高毒物品作业岗位职业病危害信息指南》（GBZ/T 204—2007）

（续）

序号	名　　　称
23	《职业卫生名词术语》(GBZ/T 224—2010)
24	《用人单位职业病防治指南》(GBZ/T 225—2010)
25	《工作场所职业病危害作业分级　第1部分：生产性粉尘》(GBZ/T 229.1—2010)
26	《工作场所职业病危害作业分级　第2部分：化学物》(GBZ/T 229.2—2010)
27	《工作场所职业病危害作业分级　第3部分：高温》(GBZ/T 229.3—2010)
28	《工作场所职业病危害作业分级　第4部分：噪声》(GBZ/T 229.4—2012)
29	《职业性爆震聋的诊断》(GBZ/T 238—2011)
30	《放射工作人员职业健康监护技术规范》(GBZ 235—2011)
	行　业　标　准
31	《防振手套一般技术条件》(LD 2—1991)
32	《装饰石材露天矿山技术规范》(JC/T 1081—2008)
33	《石材加工生产安全要求》(JC/T 2203—2013)

附录六　常用职业病危害警示标识和设　置　地　点

标识类别	名称及图形符号	设　置　地　点
禁止标识	禁止入内	能引起职业病危害的工作场所入口处或泄险区周边，如胶粘剂仓库、配电室等；或可能产生职业病危害的设备发生故障时，或维护检修存在有毒物品的生产装置时，根据现场实际情况设置
	禁止停留	在特殊情况下，对作业人员具有直接危害的工作场所
警示标识	当心弧光	电焊作业等引起电光性眼炎的工作场所
	注意防尘	所有产生粉尘的工作场所，切割、打磨、抛光、打凿、钻孔、雕刻等岗位
	注意高温	火焰切割、烧毛、人造合成石生产车间等高温工作场所

（续）

标识类别	名称及图形符号	设　置　地　点
警示标识	当心有毒气体	接触胶粘剂、防护剂的岗位，背网、刷胶、补胶、黏结、防护、人造合成石车间等工作场所
	噪声有害	所有产生噪声的工作场所
指令标识	戴防毒面具	接触胶粘剂、防护剂的工作场所，背网、刷胶、补胶、黏结、防护、人造合成石车间等工作场所
	戴防尘面罩	所有粉尘浓度超过国家标准的工作场所
	戴护耳器	所有噪声值超过国家标准的工作场所
	戴防护手套	手工钻孔、打凿、抛光、雕刻等需要对手部进行保护的工作场所

（续）

标识类别	名称及图形符号	设 置 地 点
指令标识	穿防护服	具有高温及其他需穿防护服的工作场所
	注意通风	背网、刷胶、补胶、黏结、防护、人造合成石车间等存在有毒物品和粉尘危害，需要进行通风处理的工作场所
警示线	红色警示线	高毒物品作业场所、放射作业场所、紧邻事故危害源周边
	黄色警示线	一般有毒物品作业场所、紧邻事故危害区域的周边
	绿色警示线	事故现场救援区域的周边

参 考 文 献

[1] 王广驹，都建立．世界石材储藏、生产和贸易（一）［J］．石材，2009（10）：44－47.

[2] 田静．进出口增速显著回落制品出口量负增长2012年中国石材进出口统计分析［J］．石材，2013（3）：1－2.

[3] 杨金德，杨磊，陈剑锋．石材行业粉尘危害现状及其防治［J］．职业卫生与应急救援，2011，29（1）：41－43.

[4] 杨双喜，张立军，陈建军，等．装修石材加工场所职业卫生现况调查［J］．浙江预防医学，2012，24（6）：54－56.

[5] 王艳，王荣杰．石材矿山开采气动凿岩机噪声污染研究［J］．石材，2007（5）：35－38.

[6] 潘天浩．石材加工过程中噪音控制方法［J］．石材，2000（7）：18－19.

[7] 廖原时．石材矿山开采技术及设备［M］．郑州：黄河水利出版社，2009.

[8] 胡云林，蔡行来，白利江．人造石与复合板［M］．郑州：黄河水利出版社，2010.

[9] Piero Primavori．石材生产中粉尘、噪音和震动的危害、预防与防护（一）［J］．旭岩，译．石材，2009（3）：29－32.

[10] Piero Primavori．石材生产中粉尘、噪音和震动的危害、预防与防护（二）［J］．旭岩，译．石材，2009（4）：26－34.

[11] 李衡，王致良．高温与噪声的联合作用对作业工人听力的影响［J］．中国煤炭工业医学杂志，2002，5（8）：843－844.

[12] 意大利石材矿山职业病研究和防治措施［J］．旭岩，译．石材，

2012（2）：33 - 36.

［13］胡建华 . 人造石胶粘剂的应用研究［J］. 石材，2011（7）：5 - 7.

［14］高世民 . 职业卫生监督管理培训教材［M］. 北京：煤炭工业出版社，2014.

［15］叶炳杰，商群，史子春，等 . 石材加工行业防尘措施的效果和评价［J］. 海峡预防医学杂志，2000，6（4）：21 - 22.

［16］姚红 . 推进高危粉尘行业的个体防护［J］. 劳动保护，2014（3）：29 - 32.

［17］马骏，李涛 . 实用职业卫生学［M］. 北京：煤炭工业出版社，2017.